食品衛生7S入門

新装版

米虫節夫　監修
角野久史　編

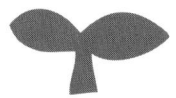
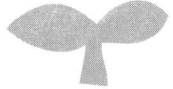

執筆者紹介

監修　米虫　節夫　大阪市立大学大学院工学研究科客員教授，食品安全ネットワーク会長
編集　角野　久史　株式会社角野品質管理研究所 代表取締役

第1章　　三島　　弘　　東洋産業株式会社 広島支店支店長
第2章　　後藤　知香　　株式会社フジ環境サービス 技術部
第3章　　金山　民生　　東洋産業株式会社 技術部コンサルティング室室長
第4章　　奥田　貢司　　株式会社帝装化成 コンサルティング室室長
第5章　　鈴木厳一郎　　フードクリエストスズキ有限会社
第6章　　鈴木厳一郎　　フードクリエストスズキ有限会社
第7章
　Q1〜Q2　三島　　弘　　東洋産業株式会社 広島支店支店長
　Q3〜Q6　猪野　祐二　　株式会社日本食品エコロジー研究所 検査部次長
　Q7〜Q8　涌田　恭兵　　フードテクノエンジニアリング株式会社 技術本部品質保証部
第8章　　角野　久史　　株式会社角野品質管理研究所 代表取締役

は じ め に

"食品衛生7S"は，食品安全ネットワーク (http://www.fu-san.jp/) が提唱する衛生管理手法の一つであり，"整理・整頓・清掃・洗浄・殺菌・躾・清潔"で構成されています．食品衛生7Sは，工業分野で用いられている5Sを食品分野に適用させたものであり，目的として工業5Sが"効率"の向上を考えているのとは異なり，製造環境における"微生物レベルでの清潔"を目的としています．そのため，食品の安全・安心を保障する多くの仕組み，HACCP，ISO 22000，FSSC 22000 などの基礎として，この食品衛生7Sは多くの分野で受け入れられ，実践され，確実に成果を上げています．

食品衛生7Sには，前史があります．食品安全ネットワークは2004年に"やさしいシリーズ9　食品衛生新5S入門"を日本規格協会から発行しました．本体価格900円という廉価だったこともあり，増刷を重ねることができました．しかし，その後"食品衛生新5S"を"食品衛生7S"と改称しました．ゆえに本書は，"やさしいシリーズ9　食品衛生新5S入門"の改訂版でもあるわけです．

旧版の発行後，食の安全・安心の仕組みはどんどん新しいシステムが発表され，進歩しています．世界的に認められたHACCPの欠点であるマネジメントシステムの欠如をISO 9001で補い，さらに前提条件プログラム (PRP) の必要性を明確にした国際規格 ISO 22000 システムが2005年に発表され，世界中がこれを受け入れました．しかし，ISO 22000 における PRP は項目のみ

の記載で，具体的な PRP への対応はこの規格を受け入れる企業の自主的な判断に委ねられていました．しかし，このような自主判断を不十分と考えた英国規格協会が PRP の各項目に対して具体的な要求事項を規定し，さらに5項目の追加事項を加えた PAS 220 を 2008 年に発表しました．ISO は，この PAS 220 を急遽 ISO/TS 22002-1：2009 として発表し，国際規格としました．これを受けて，FFSC（食品安全認証財団）が ISO 22000 + ISO/TS 22002-1（PAS 220）として FSSC 22000 という認証スキームを開発したところ，2010 年 2 月に GFSI（国際食品安全イニシアティブ）が食品安全の認証スキームの一つとしてこれを承認致しました．その結果，FSSC 22000 は今，最もホットな話題となっている食品の安全・安心を担保するための規格です．しかし，食品衛生 7S がその基礎となることには変わりがありません．

　日本においては，某大手清涼飲料水メーカーが，取引先各社に対して FSSC 22000 の認証取得を勧めていますが，いくつかの流通大手はまだ，そこまでの要求はしていません．もしも，それら大手流通が FSSC 22000 の認証を要求するようになれば，HACCP が学校給食への牛乳納入の必須条件として行政が要求したときと同じような現象が起こるかも知れません．今直ちに FSSC 22000 の認証を取る必要はないでしょうが，いざというときに慌てなくてもよいような準備だけは必要でしょう．その第一歩として，食品衛生 7S の導入は，大変有効と思います．

　『やさしいシリーズ 9　食品衛生新 5S 入門』は，米虫節夫が中心となって企画・編集しましたが，本書は食品安全ネットワーク副会長で角野品質管理研究所の角野久史君に企画も編集も担当していただきました．この分野における経験が豊かであり，現在の状況を冷静に見つめている彼ならではの章構成にしていただき，前述のような食品の安全・安心の新しい動きが充分に取り入れられました．さらに，執筆陣も食品安全ネットワークの諸会合にいつも参加していただいている会員を中心に構成されています．したがって，本書は，食品安全

ネットワークの活動で生まれたモノといえるでしょう．

　最後になりましたが，食品衛生 7S の検討，推進にご協力いただいた食品安全ネットワーク会員の皆様にもう一度お礼を申し上げます．本書が，読者の皆さんにとって企業の食品安全・安心対策の立案・実施の場面で大いに役に立つことを期待します．

　2013 年 1 月

食品安全ネットワーク　会長
大阪市立大学大学院工学研究科　客員教授
米虫　節夫

はじめに（初版）

　食品衛生新 5S は，微生物レベルまで考えた"清潔"を作り出し，維持するための活動です．この食品衛生新 5S を行うことにより食品産業における食品衛生や食品安全を保証することができるようになり，かつ，企業におけるマネジメントシステム導入の突破口となるでしょう．

　本書は著者らが参加している食品安全ネットワークの活動の中で生まれました．1996 年に大阪府堺市で起こった腸管出血性大腸菌 O157 による大規模食中毒事件は，人々に"食の安全性"と腸管出血性大腸菌 O157 対策として世界的に認められていた HACCP システムについての関心を高めました．そのような状況の中，日本各地に HACCP 研究会が生まれました．しかし，HACCP システムは食の安全性を保証する仕組みなので，HACCP 研究会は方法論（世界的には既に確立していた）を研究する会になり，少しおかしな気がしました．そこで，著者らは目的を明確にした"食品安全ネットワーク"を設立し（1997），それ以来，8 年にわたる活動を行ってきました．

　5S 活動は，日本で生まれた最も基本的な管理活動として，今や世界中で用いられております．5S は最も簡単な管理活動であり，この活動により，企業における標準化と仕組み作りが行えます．世界的な品質マネジメントシステムの規格である ISO 9001 や，食品の安全性を保証する HACCP システム，その日本版である"総合衛生管理製造過程"などの認証を受けた企業の多くが，その後，5S 活動に取り組んでいます．これは，本来順序が逆なようですが，それらの企業に聞いてみますと，"ISO 9001 や HACCP などの認証取得の中でも管理活動の最も基本である 5S の弱さが改めてわかったので，改めてこの活

動を始めたのです"という返事でした．

　しかし，いざ5Sを始めようとして書店に並んでいる5S関連の書籍を見ても，その例が工業分野ばかりで食品産業の事例はほとんどなく，現場にかなりそぐわない感じもします．そこで，食品安全ネットワークで食品分野を例とした5Sを考えてみようということになりました．

　まず気づいたことは，5Sの目的が，工業分野では仕事の効率化にあるのですが，食品産業では食の安全性を最もよく脅かす食中毒の原因である微生物を考慮した"清潔"にあるということです．この認識ができると，後は簡単でした．微生物まで考えた清潔を，どのようにして達成するかという点で，食品安全ネットワーク会員の多くの人の協力で，いろいろな検討が行われ，我々の考える5S活動を端的に示す図が考えられました．食品衛生の5Sは，工業分野の5Sと同じ"整理・整頓・清掃・清潔・しつけ"ですが，清潔を目的にしている点と，清掃を広く考え，洗浄と制菌を付け加えている点が大きく異なっているため，食品衛生新5Sと呼び，区別することにしました．その他多くの成果が，本書には記されています．まだ荒削りの部分もありますが，さらに使いやすい食品衛生新5Sにしたいと思いますので，お気づきの点があれば，是非お教えいただければ幸いです．

　本書は，食品安全ネットワークの活動の中から生まれました．その活動を支えていただきました（財）日本規格協会関西支部の吉川勝也氏，平田義明氏，並びに食品安全ネットワーク事務局の冨島邦雄氏に改めてお礼申し上げます．また，本書出版にいろいろご協力いただきました（財）日本規格協会出版部の石川健氏，須賀田健史氏らにお礼申し上げます．

　最後になりましたが，食品衛生新5Sの検討にご協力いただきました食品安全ネットワーク会員の皆様にもう一度お礼申し上げます．本当にありがとうございました．

2004年7月

米虫　節夫

目次

はじめに
はじめに（初版）

第1章　工業5Sから食品衛生7Sへ　11
 1.1　工業5Sとは …………………………………………………………… 11
 1.2　食品衛生7S …………………………………………………………… 12
 1.3　食品衛生7Sは安全な製品を製造する土台 ………………………… 14

第2章　食品衛生7Sの定義と目的　17
 2.1　整理とは ……………………………………………………………… 17
 2.2　整頓とは ……………………………………………………………… 18
 2.3　清掃・清浄とは ……………………………………………………… 20
 2.4　殺菌とは ……………………………………………………………… 23
 2.5　躾とは ………………………………………………………………… 26
 2.6　清潔とは ……………………………………………………………… 28

第3章　食品衛生7Sの導入方法　29
 3.1　トップの導入宣言 …………………………………………………… 29
 3.2　トップの関与 ………………………………………………………… 30
 3.3　食品衛生7S委員会の立ち上げ ……………………………………… 31
 3.4　食品衛生7S委員会の要（かなめ）となる事務局 ………………… 33
 3.5　食品衛生7S活動"計画"（Plan）…………………………………… 34
 3.6　食品衛生7S活動"実施"（Do）……………………………………… 35
 3.7　食品衛生7S活動"評価"（Check）…………………………………… 36

3.8 食品衛生7S活動"改善"(Act) ……………………………………… 36

第4章 食品衛生7S導入の成果　39

4.1 食品衛生7Sによる成果 …………………………………………… 39
4.2 食品衛生7Sは製造環境を整備する ……………………………… 41
4.3 顧客満足は従業員満足からはじまる …………………………… 43
4.4 会社全体への相乗効果 …………………………………………… 46

第5章 食品衛生7SからHACCP・ISO 22000へ　49

5.1 HACCPとは ………………………………………………………… 49
5.2 ISO 22000とは ……………………………………………………… 51
5.3 食品衛生7SはHACCP・ISO 22000の土台 ……………………… 54

第6章 さらなる発展PAS 220からFSSC 22000　57

6.1 PAS 220とは ………………………………………………………… 57
6.2 FSSC 22000とは …………………………………………………… 58
6.3 GFSIとは …………………………………………………………… 59
6.4 FSSC 22000の今後 ………………………………………………… 60

第7章 食品衛生7S Q&A　63

Q1 食品衛生7Sという語を最近よく聞きますが，
　　何の略語ですか？ ………………………………………………… 63
Q2 食品衛生7Sは工業5Sとどう違うのですか？ …………………… 64
Q3 食品衛生7Sは何のために行うのですか？ ……………………… 65
Q4 食品衛生7Sを行ううえで最も大切なモノは何ですか？ ……… 65
Q5 食品衛生7Sは現場だけで行うモノですか？ …………………… 66
Q6 7つのSに関連性はあるのですか？ ……………………………… 66
Q7 食品衛生7SとHACCPの関係は？ ……………………………… 68

Q8　食品衛生 7S と ISO 9001 の関係は？ ……………………………… 69

第 8 章　食品衛生 7S 構築事例　　71

8.1　整理・整頓 …………………………………………………………… 71
8.2　清掃・洗浄・殺菌 …………………………………………………… 76
8.3　ドライ化とは ………………………………………………………… 92
8.4　異物（毛髪）混入防止対策 ………………………………………… 98
8.5　異物（昆虫）混入防止対策 ………………………………………… 103
8.6　躾 ……………………………………………………………………… 109
8.7　最後に ………………………………………………………………… 114

引用文献・参考文献 ……………………………………………………… 115
索　引 ……………………………………………………………………… 117

第1章　工業5Sから食品衛生7Sへ

1.1　工業5Sとは

5Sとは整理（Seiri）・整頓（Seiton）・清掃（Seisou）・清潔（Seiketsu）・躾（Shitsuke）のことで，ローマ字にするとすべて"S"で始まるので，5Sといいます．5Sは日本で生まれた品質管理手法です．今では世界中で5Sが"ゴS"と日本語で呼ばれて活用されています．

5Sは自動車産業や電機産業等の工場で作業の標準化等の改善活動などに活用されてきました．日本の自動車は世界でもトップレベルとなって久しいのですが，これは"1台でも多く，1秒でも早く安定した品質で作る"ことを求めてきた結果"安くて壊れない車"を作ることができました．たとえば，改善という家があるとすれば，その"家造りのためには，土台が

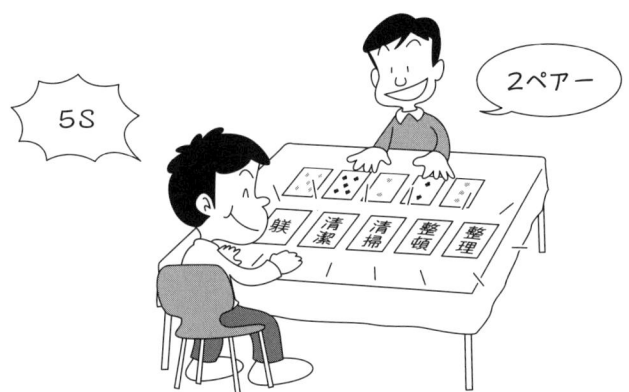

俺の勝ちだね．最強の"手"は5Sだ！
図1.1　ポーカーと5S

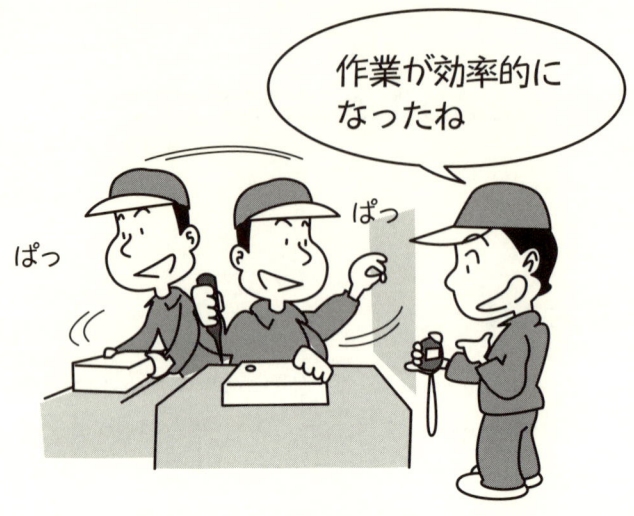

図1.2

強固でなければならない"——その土台が5Sなのです．

工業5Sは工場のなかを整理・整頓して不要なものを撤去して，要るものを定位置管理して使いやすい状態にしておく，そのうえで清掃を行い清潔な環境を維持します．整理，整頓，清掃で作業環境を清潔にして，それを躾で維持・発展させていくことです．

普通乗用車は約2～3万点の部品を組み立てて作られますが，その際1部品当たり1秒の時間短縮ができれば，1台当たり5～8時間分のコストダウンが可能となります．このように，改善を重ねて部品や道具の在庫管理等を行い生産コストの低減，ムダな残業をへらして人件費の削減等ムリ・ムダ・ムラを削減して生産性をあげていく．工業5Sの目的は効率です．

1.2　食品衛生7S

工業5Sの目的は効率ですので，清潔は見た目の清潔で十分です．その

ために清掃は"掃除機で吸う,ウエスで拭く,箒で掃く"となります.

ところが食品工場では"掃除機で吸う,ウエスで拭く,箒で掃く"だけでは微生物レベルの清潔にはなりません.食品工場は微生物レベルの清潔でなければ安全な製品はできません.場合によっては食中毒事故が起こるかもしれません.微生物レベルの清潔な環境にするためには,清掃だけではなく洗浄,殺菌が必要なのです.そこで,関西を中心として食品安全について日々研究活動を行っている"食品安全ネットワーク"は,2004年に食品衛生新5Sの提唱を行いました.その内容は日本規格協会から『やさしいシリーズ9 食品衛生新5S入門』のタイトルで出版し,食品工場向けの5Sを提案しました.

食品衛生新5Sの清掃には洗浄・殺菌を含むと位置づけ,目的を清潔としました.

さらに2006年には,清掃には洗浄,殺菌を含むとしていましたが,製造現場をよく見ると洗浄・殺菌は食品の安全を保つためには重要なものであるため,清掃から独立させて"整理・整頓・清掃・洗浄・殺菌・躾・清潔"の食品衛生7Sとしました.工業5Sは"整理・整頓・清掃・清潔・躾"という順番ですが,食品衛生7Sは"整理・整頓・清掃・洗浄・殺菌・躾・清潔"の順番です.食品衛生7Sは工業5Sに洗浄・殺菌を加えて,清潔と躾を入れ替えました.工業5Sは清潔を躾で維持,発展させる

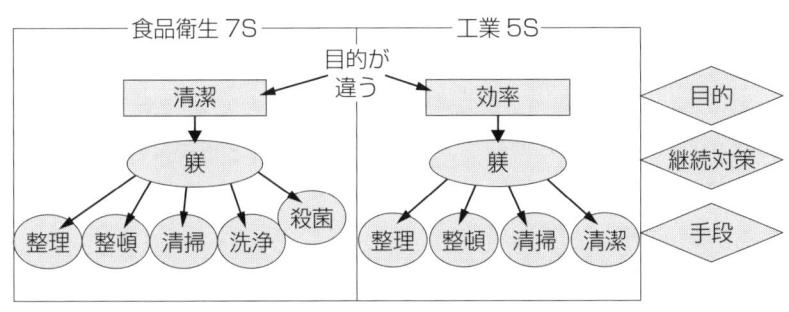

図1.3 食品衛生7Sと工業5Sの違い

ことですが，食品衛生7Sは"整理・整頓・清掃・洗浄・殺菌"を"躾"で維持し発展させて清潔を実現することです．

食品衛生7Sの目的は清潔です．その清潔は，見た目の清潔だけではなく拭き取り検査をしたときの状況です．食品衛生7Sは工業5Sに単に洗浄・殺菌を加えたものではなく目的が違うのです（図1.3参照）．

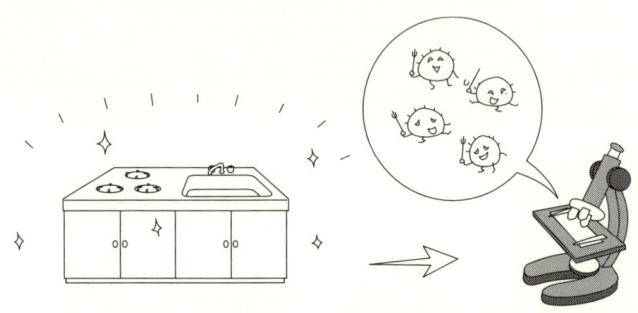

工業5Sでは，機械・機具類をぴかぴかに磨き上げ美しければよいのですが，食品衛生7Sでは顕微鏡レベルの微生物汚染までをも考えた清潔を考えます．まさにレベルの高い清潔です．

図1.4　レベルの高い清潔

1.3　食品衛生7Sは安全な製品を製造する土台

2012年8月に，北海道の高齢者施設などでE社製造の"漬物の浅漬け"を食べて腸管出血性大腸菌O157に感染し幼児を含む8人が死亡するという痛ましい事故が起こりました．

報道によると"2008年10月の地元の保健所の定期検査で，同社商品の細菌数が市の定める基準値を超えたため，改善を指導．E社は2009年1月，消毒液の濃度を測定し，一定の濃度を下回らないようにするなどの改善報告書を提出した"．

しかし，E社は改善報告書を提出したにもかかわらず，改善事項を守っていなくて，消毒工程の濃度を一定に保つために消毒液を追加する明確な

基準はなく，濃度を調べずに，従業員の判断で追加することがあった"と言います．いわゆる"感と経験で製造した"と思われます．

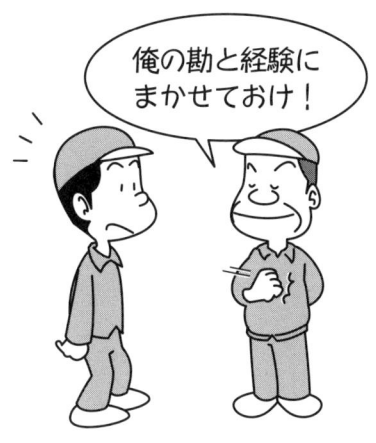

図 1.5

　この食中毒事故が起こった要因はまず，E 社では安全な製品を製造する土台である，食品衛生 7S（整理・整頓・清掃・洗浄・殺菌・躾・清潔）ができていなかったことです．"整理・整頓ができておらず，汚れた職場は，この程度でいいという，いい加減な気持ちになり，無意識のうちに仕事に集中しない可能性がある"のです．

　2 つめは，トップ・管理職が決めたことを守っていません．当然のごとく躾（決めたことを守る）ができていないので，従業員は自らの判断で作業をします．

　3 つめに，工程管理表（仕組み）がないので，工程ごとの製造の管理事項・管理基準がありません．管理事項・管理基準がないので，モニタリングが行われていません．当然記録がありません．

　安全な食品を製造するためには，食品衛生 7S（整理・整頓・清掃・洗浄・殺菌・躾・清潔）を土台に仕様書・工程管理表・記録の作成と運用，HACCP・ISO 22000 のシステムの構築等，仕組みづくり（プロセス管理）が必要です．

"たられば"の話になりますが，E社が食品衛生7Sを導入し，実践していれば，このような事故は起こらなかったでしょう．

第2章 食品衛生 7S の定義と目的

　食品衛生 7S の目的は，微生物レベルまでを視野に入れた"清潔"な状態を作り出し，その状態を維持することです．そのためには，"整理""整頓""清掃""洗浄""殺菌""躾"の取り組みが必要となります．

2.1　整理とは

　"整理"とは，"作業時に要るもの（必要なもの）と要らないもの（不必要なもの）を分け，要らないと判断したものは処分すること"です．
　要らないものとは，長期間使用しない器具類や変形してしまい使用しない工具類，すでに製造終了となった商品の未使用資材等が挙げられます．まとめると，"それがなくとも製品の製造や企業活動に何の支障もないもの"といえます．
　工場内や資材庫等では"これは要らないのでは"と気になるものが多々あります．しかし，従業員はその環境に慣れてしまっているので，不要なものとは気づいていないか，知らないふりをしています．また"他職場の設備なので，依頼をするのはちょっと"など，労力がかかり面倒なので放置しているのが現状だと思います．
　要らないものが多いと，必要なものの置場に困るばかりか，要るものをすぐに見つけだすことができません．また清掃がし難く，虫やネズミの潜伏場所にもなるため，要らないものを放置することは作業効率や防虫・衛生面からもよいことではありません．
　整理の仕分けを行うには，工場が一丸となって行うことが必要です．あ

る工程では不要と判断したものでも他の工程では必要となることがあるからです．また，工程によって管理状態に差が生まれてしまうため，ある工程がせっかく取り組み始めても他の工程の影響によって元の状態に戻ってしまうケースがしばしばみられます．なお，工場全体・全員で行うと予想以上の力が発揮され，"これは無理だ"と思っていた整理もやりきることができ，また力を合わせて行うため，最近の会社では希薄となりやすい"団結力"という副産物も生まれます．

　要らないもののなかには，資産的価値のある高額なものも含まれている場合があるので，そのようなものは現場の作業者では処分するかどうかの判断ができません．その場合は経営者等しかるべき人の判断が必要ですので，企業が一丸となってやることが重要です．

　仕分けをしているとき，"要る""要らない"の判断に迷うものがでてきます．そのようなものは，工場や資材庫から出して別の場所で保管をして"半年間使用しなかったら処分する"または"1年間使用しなかったら処分する"などのルールをつくり，保管期間が過ぎたら処分するようにします．

　整理を行うことは結果的に工程の中の悪習も確認でき，それを処分（改善）することによって作業の効率化・スリム化を図ることができます．なお，この整理が充分に行われていないと，次に行う整頓を効率良く行うことができません．

整理	・要るもの ─────── 整頓して保管する ・判断のつかないもの ─── 一定期間別のところに保管後判断する ・要らないもの ────── 処分する

図 2.1　整理の要点

2.2　整頓とは

　"整頓"とは，ただ単にきれいに片づいている状態をいうのではなく，

"要るもの（必要なもの）の置き場所と置き方，置く数量を決め，識別すること"です．一見難しいように思いますが，要るものに名前と指定席を設け，各種ルールと管理担当者を決めるということです．この整頓の段階で頓挫してしまうケースもよくみられるため，しっかりと行うことが必要です．

　名前を付ける場合，必要なものの名前だけではなくその管理部署（所属）まで記すことが必要です．他の職場管理のものとの混同が避けられ，行方不明になることを防ぐことができます．

　指定席にも該当するものの名前を記しておきます．また置き方のルールを守りやすくするよう，ルールどおりにしか置けないような工夫をするとよいでしょう．

　そして重要なことは，管理担当者を決めることです．皆で共有するものが行方不明になった場合，それを使用する各人が責任を擦り付け合う場合が多く，結局出てこない場合もあります．これは責任の所在が明確になっていないためです．管理責任者はルールどおり返却されているかどうかを定期的（作業開始前と作業終了後等のタイミング）に確認し，もしその時点で返却されていないものがあれば，探して指定席にもどさなければなりません．

　人はそれぞれ感覚や思考，性格は異なります．個人の判断に委ねることが多ければ多いほど，求めている管理レベルが守られなくなります．そのため，必要なものをきちんと管理するためには，このような徹底した整頓を行うことが必要なのです．

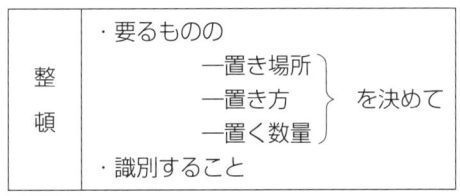

図 2.2　整頓の要点

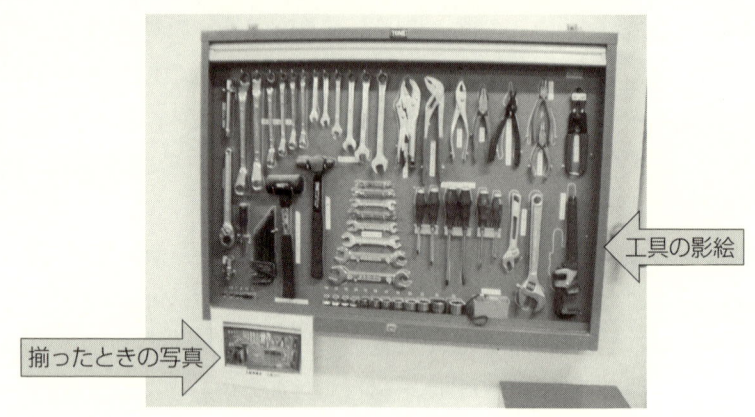

図 2.3 これが整頓だ

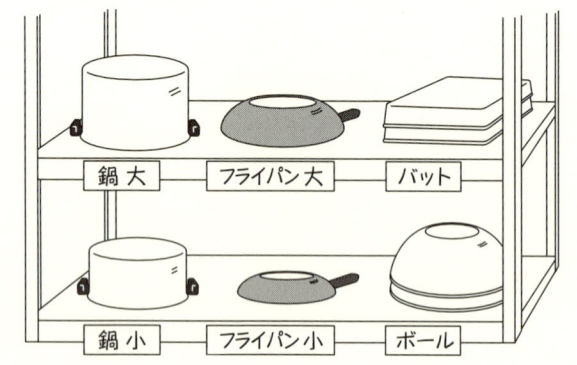

必要なもののみを，置き方を決めて，名札を付けて保管します．
図 2.4 調理道具の整頓

2.3 清掃・洗浄とは

"清掃"とは，"ドライな環境でゴミやホコリがないように掃除をすること"です．ウェットな環境で行う清掃は"洗浄"となります．

食品衛生7Sの求める清掃や洗浄は，"見た目のきれいさ"ではなく，"微生物制御を考慮したレベル"が求められます．特に食品工場はウェットな環境にあり，また残渣は多数の微生物が含まれている有機物であるた

2.3 清掃・洗浄とは

め，清掃よりも洗浄を行う頻度が高くなります．

　残渣を取り除くことによって，微生物による汚染レベルを大幅に低下させることはできますが，それらを完全に除去することは困難です．しかし正しく清掃と洗浄を行うことで，微生物数をある程度減少させることができ，次工程"殺菌"の効果を上げることができます．

> ・食品工場における洗浄の目的は，製造加工施設や設備・環境の汚物と有害微生物を除去すること
>
> ・洗浄のみでは，微生物の完全除去は難しい
>
> ・洗浄により，微生物などの汚染レベルを低下させることになり，その後の殺菌作業の効果を増大させる

図 2.5 清掃・洗浄の目的

　人によって清掃や洗浄のムラが生じる場合があるため，"何のために（目的）"，"どの程度まで（レベル）"，"どのように（方法）"を，清掃する場所ごとに明確化し，担当する人にどこまでのきれいさが求められているのか明確に示しておくことが重要です．

　ムラを生じないため，わかりやすいマニュアルを作ることもポイントです．特に"方法"では，除去対象物が粘性のないドライな粉末なのか，あるいは粘性のあるウェットな動物質のものなのかなど，その対象物によっても清掃方法や掃除道具は異なるため，それぞれに適したものを選定することが要求されます．

　洗浄後の機材や器具類，道具類は，再汚染させないためにも，汚染しない場所と適した方法で保管することも必要です．

　洗浄作業には洗剤を使用しますが，除去する汚染物質によって使用する洗剤の種類は異なるため，汚れに合った洗剤を選定することが必要です．

　洗剤は pH 値から酸性洗剤，中性洗剤，塩基性洗剤と大別されますが，食品工場では通常中性洗剤か弱酸性の洗剤を多く使います．使用する洗剤

の質を熟知していないと，充分な洗浄効果が得られなくなることもあります．さらに危険な有毒ガスが発生してしまうなどの事故が発生することもあるので，洗剤の選定や使用方法には充分な注意が必要です．洗浄に使用する水の状態も除去対象物により異なります．常温の水でよいのか温水が必要なのか，加圧する必要があるのか，どのようなノズルで水を使えばよいのかなど，検討する必要があります．これらの知識・情報は洗剤メーカーや洗浄機器メーカーには，多くのノウハウがあるので，その情報をもとに選定すれば，正しく安全に洗浄を行うことできます．

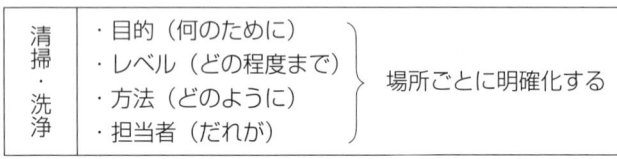

```
清掃・洗浄  ・目的（何のために）
          ・レベル（どの程度まで）  ⎫
          ・方法（どのように）      ⎬ 場所ごとに明確化する
          ・担当者（だれが）        ⎭
```

図 2.6 清掃・洗浄の明確化

```
1. 工場施設
2. 設備
3. 機械・器具
4. 治工具

・食品材料
・食品接触表面
・作業者の手指など
```

図 2.7 清掃・洗浄の対象

　日常の洗浄作業が適切に実施されているかどうかは，食品の品質及び安全性に大きく影響するため，科学的に検証することが必要です．

　日常の検証では測定時間やコストを考え，一般的に簡易測定方法が採用されています．ただし，正確な方法で測定した結果と簡易測定方法の結果が相関していなければいけません．洗浄効果を簡便に判定できる方法とし

ては，呈色法やATP法などが利用されています．

　呈色法は，検査する部分に直接検出液を作用させ，汚れ成分特有の着色を目視で観察・判定する方法です．デンプン，タンパク質および脂肪は，それぞれ専用の検出液で正確に確認できますが，洗浄対象物の材質によっては着色が判定しにくい場合もあります．一方，ATP法とは生きた細胞に存在するエネルギー貯蔵物質（ATP）の濃度を測定・判断する方法です．短時間（10分ほど）で結果が出るので現場で多用されています．

```
清掃・洗浄効果の判定
  ・目視
  ・簡易測定　―呈色法
            ―ATP法
  ・汚染物の正確測定
```

図 2.8　清掃・洗浄効果の判定

2.4　殺菌とは

　"殺菌"とは，"微生物汚染を可能な限り減少させること"です．食品衛生7Sでの殺菌は，広い範囲で微生物を殺菌したり，除去したり，増殖させないようにすることまで含んでいるため，学術的にいわれている殺菌とは異なります．清掃と洗浄によってある程度の微生物を除去した後，再び微生物汚染が起こらないように微生物を許容基準以下にすることを目的としています．

　殺菌をするには，まず"どの場所でどんな微生物汚染が起こるのか？"を製造工程の中で確認します．そして問題が起こりそうな部分に対して，次のようなことに注意し，対策を考えることがポイントになります．

①許容水準の設定
②殺菌方法の設定
③SSOP（衛生標準作業手順）の作成

特に，生野菜・生肉・デザート類など非加熱製品を製造している工程では，微生物汚染のレベルは厳しい水準の設定となり，逆にあられ・揚げ物・干物等といった微生物が繁殖しにくい製品を製造している工程では，ある程度の加熱工程もあるので，微生物汚染の設定値は非加熱製品よりはゆるやかになります．なお管理する値を設定する場合は，必ず製品検査を行い，その結果をもとにして設定しなければなりません．

殺菌	・広義の殺菌：滅菌，殺菌，除菌，静菌 ・微生物汚染対策────食中毒原因菌対策 　─食中毒がおこらないレベルの殺菌 　─作業者の安全も考慮

図 2.9　殺菌とは

作業中に最も多く使われている殺菌方法として，アルコールを用いた殺菌が挙げられます．食品の製造過程で微生物汚染が最も多いのが交差汚染です．なかでも特に注意が必要なのは"作業従事者の手指による汚染"です．どうしても人は無意識のうちに何かを手で触れていることがあり，手指の殺菌を行わないでそのまま製造を続けた場合には，製品表面に微生物

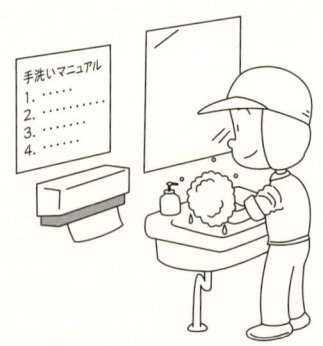

清潔区域に入室するときには，手洗いマニュアルに従った正しい手洗い作業が必要です．最近は，この作業の前に，ユニフォームに付いた毛髪類などを除去するためのローラーがけを行うことが多いです．

図 2.10　手洗い

2.4 殺菌とは

を付着することとなります．作業台ごとにアルコールスプレーを準備し，また手洗い場所や人の手が触れる場所にもアルコールスプレーを設置し，常に殺菌できるような環境にしておくことも重要です．なかにはアルコール殺菌しないと扉が開かないように設定している工場もあります．

　道具・機器類に関しても長時間使用している場合，表面に付着している微生物量は時間が経過するにつれて増加します．定期的な洗浄だけではなく，アルコール殺菌をこまめに行えば，微生物の増加を抑えることができます．作業終了時には次亜塩素酸を用いた浸け置き殺菌を行う場合がありますが，有機物が残っていた場合には次亜塩素酸による殺菌効果の低下を招いてしまうため，浸け置きを行う道具・機器類と浸漬するための容器は，十分に洗浄を行っておく必要があります．

　もう一つのポイントは，製造場では器具・機材を対象とした殺菌だけではなく，製造環境そのものの殺菌も視野に入れておく必要があります．製造場の天井や壁においてカビの発生をよく見かけます．食品を製造するために多量の水を使用したり，また茹でたり蒸したりする作業では蒸気が発生することもありうるため，製造場内は必然的に"湿度が高い状態＝カビの発生しやすい環境"となります．除湿機などで湿度コントロールを行っていても，棚や保管品のレイアウトにより湿気がこもってしまう場合もあります．そのほかに雨漏りや建物の老朽化（隙間の出現，天井裏にある配管からの漏れなど）によって，天井裏・壁内部といった見えない場所でカビが発生していることもあります．

　製造場内にカビが発生していた場合，飛散した胞子やホコリに付着したカビなどが落下して，製品を汚染する可能性があります．工場内も定期的にカビ発生の有無を確認し，発生量と発生場所に適した殺菌方法を検討・実施することが必要です．

　微生物は，目に見ないものであるため，殺菌直後に殺菌が十分に行われているかどうかを目視で確認することができません．しかし，微生物汚染を考えた場合，その殺菌効果を定期的に確認することが必要となります．

2.5 躾とは

"躾"とは，"整理・整頓・清掃・洗浄・殺菌における約束事やルールをきちんと守ること"です．この躾は簡単なようで難しく，またこの躾ができていなければ，目標である清潔な状態をつくり出し，またその状態を維持することはできないといっても過言ではありません．躾はまさに食品衛生7Sにおける扇の要（かなめ）なのです．

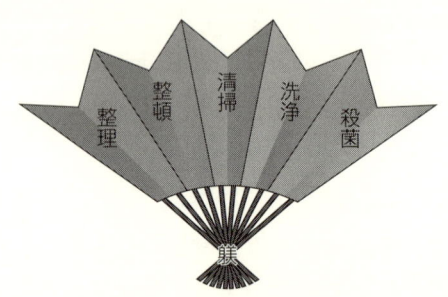

図 2.11　躾は要（かなめ）

現場ではパート従業員・社員・管理者・派遣社員・事務員など，多くの人々が関係し，働いています．これらの一人ひとりに約束事やルールをきちんと守らせ，清潔な状態をつくり，それを維持・管理しなくてはいけません．約束事やルールは関係者が多いほど希薄となりやすく，また時間が経過するほど忘却します．躾には忍耐力と努力，そして時間がかかるものなのです．

約束事やルールを守らせるためには，なぜその約束事やルールを守らないといけないかの"理由"を，関係者全員に理解させる必要があります．この理由を全員に理解させておかないと，その約束事やルールの目標が達成されないばかりか，その約束事やルール自体も実施されないことにもなります．

また約束事やルールをきちんと守ってもらうためには，設備環境の整備が必要です．従業員数に見合った数の粘着ローラーや手洗い設備が整って

いなければ，手順は守られなくなり，結果として手抜きや無視が起こってしまいます．また粘着ローラーの柄は長いものにする，手洗い蛇口の自動化，冬季は手洗いの水を温水にする等，だれにでも使いやすくまた嫌な思いをしないですむ設備や環境にすることも重要なポイントです．

"人間は忘却する動物"ともいわれるように，時間の経過とともに意識は薄れ，忘れていきます．これを防ぐためには，同じ内容であっても"繰り返し教育"することが必要です．教育を行う場合，できるだけ参加者の"印象に残る"工夫をする必要があります．長い文章が書かれた資料を配布して読み上げるだけではなく，写真を用いて説明をしたり，また現場へ行って皆で実践してみる等，ちょっとした工夫や変化を加えると印象に残りやすくなります．

また日々の躾は，各職場のリーダーが行うことになります．そのためリーダー自身が約束事やルールを十分理解していることはもちろんですが，動きをよく見る"観察"も必要です．

躾に関するリーダーの最大の役割は，現場で従業員が約束事やルールをきちんと守っていれば"褒め"，逆に守られていない場合は"厳しく叱る"ことです．特に叱ることは重要で，たとえ経営者であっても約束事やルールを守らなかった人を許してしまえば，他の従業員に不公平さを与えるだけではなく，結果として約束事やルールをきちんと守らなくなってしまいます．またリーダー自身が約束事やルールをきちんと守らないと，だれも言うことを聞かなくなります．皆の手本となるよう，リーダーこそ約束事やルールをきちんと守るべきなのです．

```
・リーダーの役割
  ―ルールを守っている人――褒める
  ―ルールを守らない人 ┌――厳しく叱る
                      └――守らない理由を探り守れるようにする
```

図 2.12

2.6 清潔とは

清潔とは"整理・整頓・清掃・洗浄・殺菌"が"躾"で維持し，発展している製造環境です．見た目だけの清潔だけではなく，拭き取り検査をしたときの状況です．

マクドナルドでは店舗の基本姿勢を品質，サービス，クレンリネスとして，その三つができたときにバリュー（もうけ）が出るとしています．クレンリネスが，"清潔・安全"と訳され，その説明では，"Clean, Clean, Clean and Clean"（磨きまくれ），"Clean as you go"（行くところすべてきれいにしろ）としています．食品産業における清潔の重要性がよくわかります．

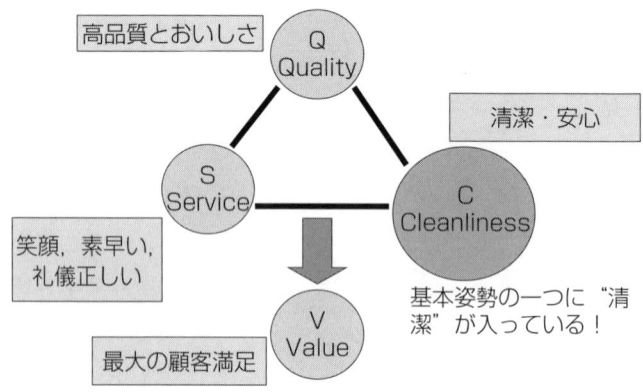

図 2.13 マクドナルド店舗の基本姿勢

第3章 食品衛生7Sの導入方法

3.1 トップの導入宣言

　食品の安全を確かにする仕組みづくりや体制を確立する土台が食品衛生7Sであることは，1章で示したとおりです．しかし，せっかく企業を挙げて確立した仕組み・ルールや体制もこれらを守らないいわゆる"不届きもの"が企業の中に一人でもいれば，食品の安全性は揺らいでしまいます．これは，食品衛生7Sに限らずHACCPシステムやISO 22000の運営も同様で，企業が一つの目標に向かって活動していくためには決められたマニュアル，ルールを全員が守ることは必要最低条件です．したがって，従業員一人ひとりに至るまで活動に取り組むためにはトップの強力なリーダーシップと参画が不可欠です．そして，企業がどのような方針や手法で安全な食品を提供していくのかを明確にしなければスタートできません．また，経営的な観点でみても食品衛生7S活動を行うことで製造現場の改善や従業員の意識改革のみならず，品質・安全性が向上し，結果として利益を生み企業の継続につながることからもトップが深く関与しないわけにはいきません．

　以上のことから，まず食品衛生7Sを導入するに際し，行わなければならないことは"食品衛生7S導入宣言"です（図3.1参照）．この方法についてはいろいろありますが，最も一般的なのは食品安全に対する基本方針を立案し，それを看板などにして全員が見やすいところに掲示することです．また，次節に示す全員参加の"キックオフ大会"を開催し，なぜ食品衛生7Sがわれわれに必要なのか，を直接伝えてトップの本気を示すこと

で，その後の活動に迷いが生じず円滑な運営が可能となります．

【企業理念】
食を通じて，家庭に幸せと感動を与える

【品質方針】
・お客様に買って良かったと喜んでいただける商品を提供しつづける．
・社会の変化に対応し，安全・安心・おいしい商品を追求しつづける．
・7S 活動を定着させ継続・改善を行い，現状に満足しない．

図 3.1　食品衛生 7S 導入方針例

3.2　トップの関与

　食品衛生 7S はお金のかからない改善手法といわれていますが，厳密にいうと実際には幾分かの費用が必要となります．特に導入初期段階において，整理活動によって発生した廃棄物の処分費用，整頓用のファイルや保管棚，また，活動を行うこと自体で発生する残業など経営判断が必要になります．また，このようなときにトップが的確にかつ迅速に判断して必要な資源の提供を行わなければ円滑な食品衛生 7S 活動は行われず，ひいては従業員の取り組みに対する気持ちを鈍らせることになります．

　また，日常製造を止めてまで改善活動を実施できる企業はまずないといっていいでしょうから，ほとんどの企業では作業の合間や終了後など，日常の製造を行いながら実施しています．このため，業務が忙しいことを理由に改善活動が滞ることもあります．この解決法の一つとして，トップが食品衛生 7S 活動の最前線である製造現場に入って，直接その様子を確認することがあげられます．これにより，従業員にトップの真剣な思いが伝わり活動の活性化を促進するだけでなく，直に問題点を確認することができます．また，現場に入った際はトップ自らが従事者に対して挨拶を行い，社内コミュニケーションを豊かにする環境をつくり，普段会話することのない新入社員やパート従業員等とトップが直接会話をし，普段困って

いることや質問事項を直接情報交換することも可能となります．その結果，企業の一体感も増し，改善活動の延滞で困るという事態はみられなくなります．

　食品衛生 7S 活動はその主役である現場従事者が"できればやろう""暇があればしよう"というような気持ちでは進捗は望めません．そのためにもトップが率先して活動に関与し"絶対にやり遂げる""結果を出す"といった強い意志を持ち，それを示すことが重要です．

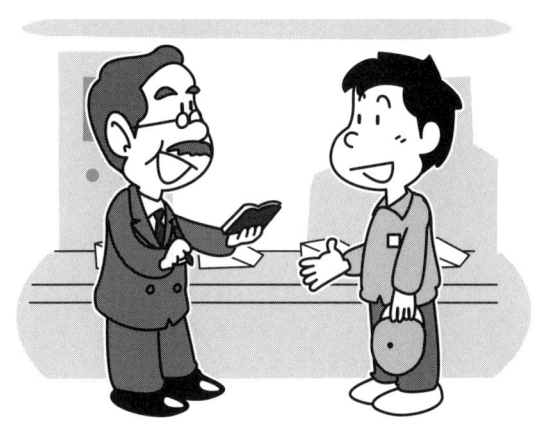

図 3.2

3.3　食品衛生 7S 委員会の立ち上げ

　食品衛生 7S は全員参加が必要不可欠です．ただし多くの企業においては，全員が集まって一斉に活動することは困難であり，たとえ集まったとしても人数が多く取りまとめることが難しくなります．また，トップが全員の進行を管理して現場に指示を与えるのが理想ですが，実際にはかなり難しいでしょう．食品衛生 7S 活動におけるトップの主な役割は，企業としての意思を明確に示すこと，そして全体の実施状況に関する情報を把握して適切な指示を出すことです．したがって，トップの出した方針に基づ

いて日常の食品衛生7S活動を進め個別の状況把握と指示を出すこと，そして実施した結果をトップに報告する"食品衛生7S委員会"の存在は必須です．

したがって，食品衛生7S委員会の委員長はトップが担当し，委員会メンバーは日常の業務を十分把握している各部門の代表者が参加するのが適切です．また委員会を構成するメンバーの人選として，全員が集まれば工場内のことが詳細にわたるまですべて把握できる，というのが望ましいです．これは会での議案に対してその場で詳細に至るまで決定することが可能となるからです．

また，選出される委員については必ずしも責任者である必要はなく，ヤル気のある若い従業員やパート従業員でもかまいません．むしろこのような方々が教育を兼ねて積極的に参加し，肌で食品衛生7S活動を感じてもらうよいきっかけにもなります．また，構成する委員として女性に加わってもらうのも円滑な運営につながるポイントとなります．これは，普段家事等で整理・整頓・清掃を行っているので食品衛生7Sについての理解の速さと行動が男性にくらべ勝っているからです．なお，活動初期段階において外部情報の入手と円滑な運営のために専門家によるコンサルティングを導入するのも有効な手段です（図3.3参照）．

そして，食品衛生7S委員会を構成する人数については，企業の規模にもよりますが10名程度であれば出された意見をくみ取りやすく，改善方法や方向性もまとめやすくなります．食品衛生7S委員会は可能な限り企

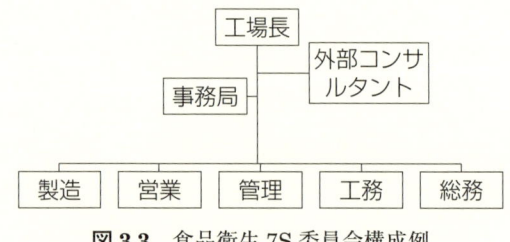

図3.3　食品衛生7S委員会構成例

業全体の情報をつかみ，また指示ができるような体制にすべきです．

3.4　食品衛生7S委員会の要（かなめ）となる事務局

　食品衛生7S委員会における事務局の役割も大変重要です．活動に使用する帳票の作成や委員会決議事項の情報発信，製造現場からの情報収集と発信，トップへの情報提供と指示受け，さらには社外の情報収取などその役割はまさに"商店の大番頭"的立場です．よって，一定のコミュニケーション能力やパソコン操作も含めた事務処理能力が要求されるので，通常業務の性質上，品質管理部門が指名を受ける場合が多くみられます．ただし，企業によっては品質管理部門がない場合は同じ管理部門である総務が事務局をしたり，活動の主体は製造現場なので直接製造部門が事務局を担ったりするケースもあります．

　事務局も含め，食品衛生7S委員会は縁の下の力持ちです．トップの方針から活動の方向性がぶれないようにし，活動の主役である現場従事者がいかに食品衛生7Sを理解して取り組み，効果を感じてもらえるかをコン

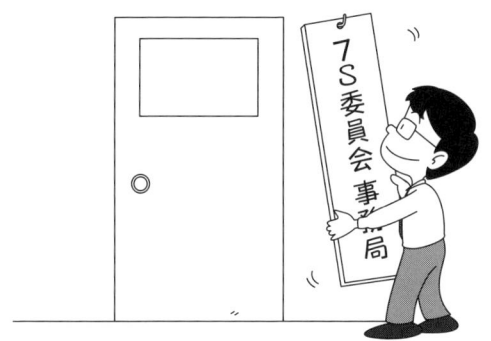

7S委員会の事務担当は，通常，品質管理部または品質保証部が当たります．そのための部屋を別途取れなくても，大きな看板だけは欲しいものです．

図3.4　7S委員会事務局

トロールする役割りを担うのです．つまり食品衛生7Sの活動を継続して行えるかは食品衛生7S委員会の取り組みにかかっているといっても過言ではありません．

3.5　食品衛生7S活動"計画"（Plan）

　食品衛生7S活動はPDCAサイクル（計画・実行・評価・改善）を回すことで継続的改善が進みます．そこで，それぞれのステップにおいて実施すべき具体的内容について述べていきます．

　食品衛生7S活動は，トップによるキックオフ大会から始まります．キックオフ大会とは，企業で様々な活動を開始する際に，トップ自身が取り組みの意図及び進め方について説明するための企業全体で行う集会です．キックオフ大会をしなければ，"いつ始まったのかわからない""何のためにするのだろう"という雰囲気になり，現場での取り組みも思うように進みません．

　キックオフ大会を行ったら，実際に食品衛生7Sの活動に入るのですが，最初に活動を実施するためのルールを決め，手段である5つのS（整理・整頓・清掃・洗浄・殺菌）について定義を明確にし，これを躾で維持していかなければなりません．ルールなしで活動すると30名従業員がいれば30通りの解釈で活動が進んでしまい，トップの決めた方向性からずれてしまいます．例えば，整頓活動においては表示に使用する材質や色など具体的に統一ルールを決めて水平展開していかないと，企業内の統一感もなくなり，思わぬところで作業ミスを起こしたり，決められたルールを守っていく意識が徐々に失われたりすることもあります．そうならないためにも食品衛生7S委員会では事前にメンバーでもある各部門の代表から現場での実際の作業内容などの意見を集め，実施可能なルールを定めなければなりません．

3.6　食品衛生 7S 活動 "実施" (Do)

　食品衛生 7S 委員会が定めたルールに基づき，原則として各部門が食品衛生 7S の手順に従い業務改善活動を行います．食品衛生委員会や役員が直接改善活動をするのではありません．これらの活動は日常活動の一部として行っていきますが，現場従事者に任せたままにしておくと，いつまでたっても改善が進まない場合もあります．そうならないように生産状況や力量を考慮したうえで期日を決めて指示し確実に改善活動を進められるよう促すのも食品衛生 7S 委員会の役割です．しかし，資源的理由（人・時間）で活動が着手・完了ができない場合，委員会が率先してそのフォローをすることも必要です．ある企業では自部署の人員だけでは処理しきれない不要物があり，数ヶ月放置状態でしたが食品衛生 7S 委員全員が清掃活動を応援し，半日で処分できた事例もあります（図 3.5 参照）．

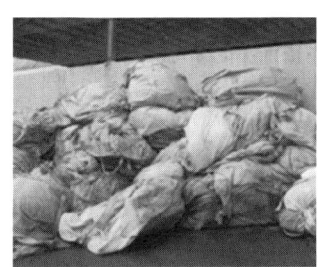
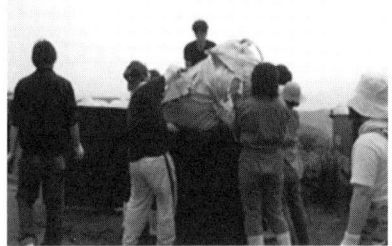
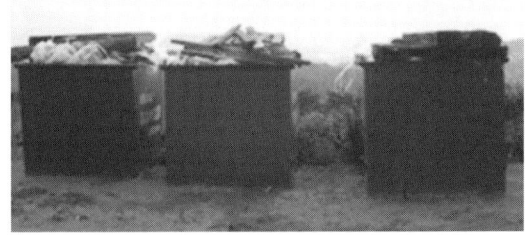

図 3.5　活動の延滞に対してのフォロー[1)]

3.7　食品衛生 7S 活動"評価"（Check）

　各部門による食品衛生 7S 活動が進んだら，次は食品衛生 7S 委員会のパトロールによるチェックを行います．パトロールでは各現場の 7S 活動ができているかどうか食品衛生 7S 委員会が巡回点検しますが，基本的には次の視点と手順で行うことです．

> ①　原則として，当該部署の責任者とともに巡回を行い，随時パトロールして確認された事項について説明を受けられるようにする．
> 　食品衛生 7S の定義に対して逸脱している事象を確認する．
> ②　上記①で確認されたことについて，それを解決するルールが設定されているかを確認する．
> ③　ルールが設定されているのに守られていない場合，知っていて守っていないのか，知っているが守りにくいのか，ルール自体知らなかったのかを明らかにし，原因を把握する
> ④　ルールがなければ新たに設定するよう促す．

　また，パトロールの際は後で当該部署従事者全員に報告したり，改善後の状態と比較したりするためにも，デジタルカメラによる撮影が有効です．特に実際に取り組んだ現場従事者にとって写真による見える化は，今後の活動に向けてのヤル気につながり，さらなる改善を検討するうえで重要な資料となります．よって，パトロールを行う際は粗（あら）探しをするのではなく"より良く改善をする機会を得る"という観点で行うことに留意しなければなりません．

3.8　食品衛生 7S 活動"改善"（Act）

　食品衛生 7S 委員会によるパトロールで基準に達していなかった場合は，改善を指示しなければなりません．前項（3.7）でもふれましたが，指摘

3.8 食品衛生 7S 活動 "改善"（Act）

した事項はルールを知っていて守らなかったのか，ルール自体が守りにくいのか，ルールを知らなかったのかを明確にしたうえで改善策を提案することが重要です．そして，パトロールによって指摘を受けた部署は真摯にその事実を受け止め，原因に対して 5W1H（だれが，何を，いつ，どこで，なぜ，どれくらい）で改善策をたてて実行しなければなりません．食品衛生 7S 活動がうまく進まないという企業においては，この"改善"の段階で PDCA サイクルがストップしている場合が少なくありません．いきなり実行が難しい改善の計画を立案しても途中で息切れしてしまい意味がありません．企業や個人の能力を考慮して無理のない確実な方法をとることが重要です．食品衛生 7S 活動の PDCA サイクルをまとめると図 3.6 のようになります．

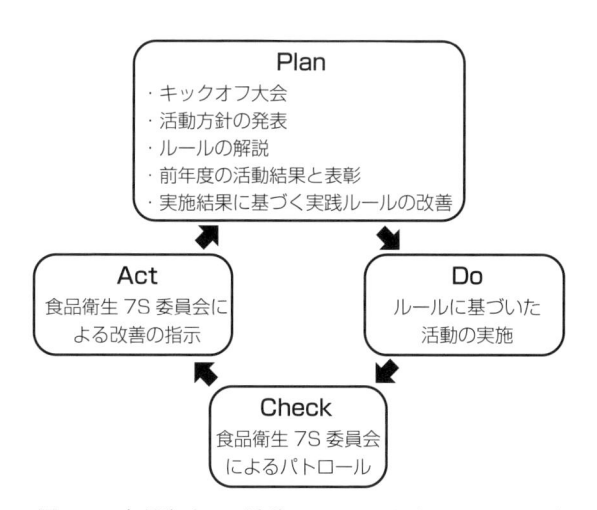

図 3.6 食品衛生 7S 活動の PDCA サイクルステップ

第4章 食品衛生 7S 導入の成果

4.1 食品衛生 7S による成果

食品衛生 7S は,"微生物レベルまでの清潔さ"を目標とした現場の実践活動です．日常的に行われている仕事が，食品企業で最も重要な"食の安全と安心"につながる業務の基本となります．食品衛生 7S を導入すると，以下のような成果があらわれるようになります．

① 工場内からムダなモノがなくなり，作業場所が広く確保できるようになります．
② 原材料や仕掛品の置き場の確保ができ，先入れ先出しが確実にできるようになります．
③ 表示がキチンとされることで，探す時間が短縮され作業効率が向上します．
④ 作業環境が改善されることで，異物混入防止に大きな効果を発揮します．
⑤ 作業が迅速にできるようになり，清掃や洗浄をする時間が短縮されます．
⑥ 決められたルールを守ることがあたりまえになり，従業員のやる気が高くなります．
⑦ 工場全体がきれいになり，従業員同士のコミュニケーションもよくなり，明るい職場になっていきます．
⑧ HACCP や ISO 22000 導入に必要な前提条件プログラムの構築の

土台になります．

　このように，食品衛生 7S の導入効果は，食品企業がさらに発展していくための基礎部分が強化されます．また，食品衛生 7S の初級レベルから継続することで，中級・上級レベルへと確実にステップアップしていきます（図 4.1 参照）．

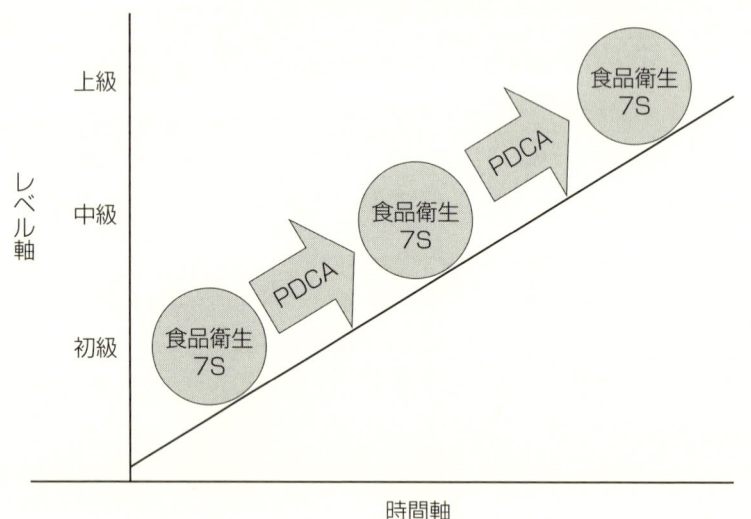

初級から上級へ時間をかけ，あせらず，確実に

図 4.1　成長する"食品衛生 7S"

① 従業員一人ひとりの"食の安全と安心"への意識が高くなり，自信をもった行動をするようになります．
② ムリ・ムダ・ムラがなくなり，コスト削減につながる活動が実践され，企業が儲かる仕組みになります．
③ 製品の品質が向上することで，顧客や取引先からの信頼が高くなり，食品企業としての信用が向上します．

食品衛生 7S は，ハードを優先した活動ではなく，ソフトを重視した運用から人材育成に発展する実践的な活動です．まずは，トップがキックオフ宣言を行い，先頭に立って食品衛生 7S をスタートすると，中間管理職や現場の従業員などを巻き込んだ全社員が参加する運動になります．会社を挙げた活動は，次のリーダーの教育や訓練にもなるので，"人づくり"の活動としても有効です．つまり，食品衛生 7S を導入した現場では，毎日行われているあたりまえの業務が"微生物レベルまでの清潔さ"を目指した実践活動として定着し，"安全・安心できる製品を作るよい会社"になります．

4.2　食品衛生 7S は製造環境を整備する

　食品企業の衛生管理活動は，5S で十分に対応できるという意見もあります．確かにあるレベルまでは，5S でも食品衛生 7S と同じような活動になると思います．食品安全ネットワークでは，5S からさらに食の安全と安心を向上させるために，製造する現場で実践できる食品衛生 7S の概念を新たに構築しました．第 1 章でも説明したように食品衛生 7S と 5S とでは，目的が大きく違っています．5S の目的は，作業上の効率を上げるためであり，本来の衛生管理の目的である食中毒の予防という活動にはなりません．食品衛生 7S では日常的に行われる業務すべてが，微生物汚染対策を意識した作業になりますから，最終的には，目に見えない微生物制御ができる製造環境になるのです．

　食品衛生 7S の目的は，"目には見えない微生物までの清潔さ"です．微生物制御を目的とする"洗浄・殺菌"を行う前には"清掃"が必要です．また，しっかりと清掃をするには，清掃ができるように"整理・整頓"ができていなければなりません．"目に見えない微生物を制御する"には，前もって"目に見えるモノをキチンと管理する"ことがポイントになります．製造現場が整理・整頓されていれば，隅々までしっかりと清掃や洗浄

をすることができます．清掃が十分にできないところは，ゴキブリや虫の発生源になったり，食品残渣がネズミなどの餌になったりします．目に見えるゴキブリやネズミなどの問題は，整理・整頓のでききばえを測るバロメーターの一つであると考えます．ゴキブリやネズミを管理することは，"洗浄・殺菌"の前提条件の一つといえるのです．つまり，目に見えるモノをキチンと管理することは，異物混入対策になるのです．

　これは，HACCP システムの環境整備をする前提条件プログラムでも，ゴキブリやネズミを管理するペストコントロール業務が入っていることからも理解できると思います（図 4.2 参照）．食品衛生 7S は，前提条件プログラムの土台となる衛生管理活動であり，HACCP システムなどの高度な衛生管理システムの製造環境を構築する前提条件プログラムを支えるものになります．

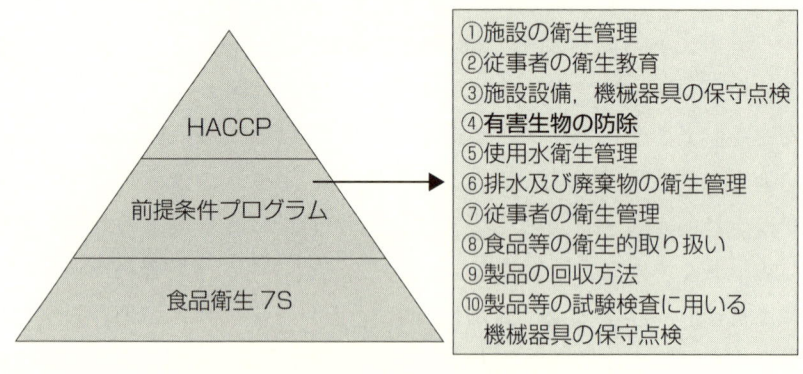

①施設の衛生管理
②従事者の衛生教育
③施設設備，機械器具の保守点検
④有害生物の防除
⑤使用水衛生管理
⑥排水及び廃棄物の衛生管理
⑦従事者の衛生管理
⑧食品等の衛生的取り扱い
⑨製品の回収方法
⑩製品等の試験検査に用いる機械器具の保守点検

図 4.2　食品衛生 7S と前提条件プログラム

■事例 1

　岐阜県郡上市にある明宝特産物加工（株）は，昭和 28 年から農山村の食生活改善運動と村の畜産振興が目的でプレスハムの製造を開始しました．昭和 63 年には，現在の会社組織へと移行しましたが，当時の社長は，いつまでも多くの顧客から信頼される会社をつくるには何が必要であるのか

を常に考えていました．衛生管理の導入のきっかけは，平成16年8月に原材料倉庫でネズミの糞を発見したときです．それを機に"5Sから工場全体における防虫防鼠の見直しと総合的な衛生管理システムの構築"を開始しました．

まずは，現状の5Sの見直しと実践からスタートしましたが，平成19年には食品衛生7Sを取り入れました．5Sから食品衛生7Sを実践するようになって，日常の作業内容がさらにレベルアップしました．現場で作業従事者が実践する食品衛生7Sの活動は，HACCPと前提条件プログラムの土台となりました．その年11月には，"食品HACCP推進優良施設"として岐阜県知事表彰を受けました．社長の決定で，ISO 22000:2005食品安全マネジメントシステムの認証取得に向けて，平成22年1月にキックオフ宣言をしました．HACCPシステムの見直しもありましたが，翌年の11月に予備審査があり一部改善事項がありましたが，2次審査に向けての大幅な改善事項はありませんでした．そして，キックオフ大会からちょうど1年後の平成23年1月に，"明宝ハムの製造"においてISO 22000:2005食品安全マネジメントシステムの認証取得をしました．お客様に安全で安心のできる明宝ハムを提供するために科学的根拠がある衛生管理システムの構築ができ，安定した会社の運営と事業の存続をする基盤の強化につながりました．

中小企業でも，目標と意識をもって食の安全で安心の土台となる食品衛生7Sの取り組みをしっかり行うことによって，高度な衛生管理の構築にチャレンジすることが十分にできます．

4.3 顧客満足は従業員満足からはじまる

食品衛生7Sは，トップのリーダーシップと全員参加がなければ，維持・発展することはありません．食品衛生7Sの実践をすると，社員全員の意識改革がはじまります．その後，食品衛生7Sによる改善活動が定着

し継続していくと，社内での仕組みがスムーズになり，衛生管理の対応だけではなく法令遵守の土台にもなっていきます．食品衛生7Sの継続した取り組みは，どの企業でも大きな課題としている"人づくり"の問題解決の手段になります．経営者は，社内でのコミュケーションを向上し，よい組織や仕組みづくりを目指しています．社内の一人でもルールを守らない不心得者がいると，食品衛生7Sは維持することも発展することもできません．現場で行われることは，安全で安心できる製品を作るために，守らなければならない決まりごと（ルール）です．経営者でも現場の従事者であっても，同じように守らなければなりせん．食品企業では，一人ひとりが安全で安心である製品を作るという意識をもって，責任のある作業をやらなければ"食の安全・安心"を守ることはできません．顧客を満足させるには，まず従業員が仕事に対して満足していなければならないのです．また，人づくりには，食品衛生7Sの躾にある三原則を守って活用すれば，必ずルールが定着するようになります．

現場では，難しい作業ばかりではなく，単調な作業を繰り返しすることもあります．だからといって，責任のない作業などありません．簡単な作業であっても従業員は決められたルールどおりに，あたりまえのことをあたりまえに作業するには，自分自身が仕事に対して満足していることが重要なのです．

■事例2

福岡県大牟田市にあるオギハラ食品（株）は，大正5年から創業する高菜漬けに特化し，三池ごまたかな，高菜油炒め，業務用OEM製品などを提供する専門メーカーです．平成4年に開発した"元祖三池ごまたかな"は，大牟田を代表する"おおむたブランド"商品として認定されています．

原材料の高菜には，異物混入の原因となる石・土や砂，金属片などの多くの異物が混入しています．製品の品質を向上するには，これらの問題だけではなく，製造工程中から混入する異物の対策も必要です．そこで，平

成12年から，オギハラ食品の衛生管理と品質管理体制を強化するために，"食品衛生7S"の取り組みをスタートしました．毎年1月と7月には，専門講師による全社員が参加した勉強会を開催しています．従業員の意識も改善され，一人ひとりが自分自身の作業に自信がもてるようになると，現場ではめざましい変化が起こりました．今まで，簡単には解決できなかった問題解決に取り組む姿勢や行動が自主的に行われるようになったのです．原材料に含まれる異物除去に向けて，生産地でのロット管理まで行えるよう本格的に対応しました．その対応によって，製造工程での衛生管理のレベルアップにも大きな成果があらわれるようになりました．まだまだ，すべての問題が解決しているわけではありませんが，品質が向上することで自信をもった営業展開ができるようになり，取引先も増えて事業基盤の拡大につながっています．

平成21年度の異物混入クレームには，"毛髪"及び"虫"の混入はありませんでしたが，"高菜の芯"は1件増えています．金属片2件は，自社のエックス線検査機で反応しましたので，社内での混入可能性は低いと

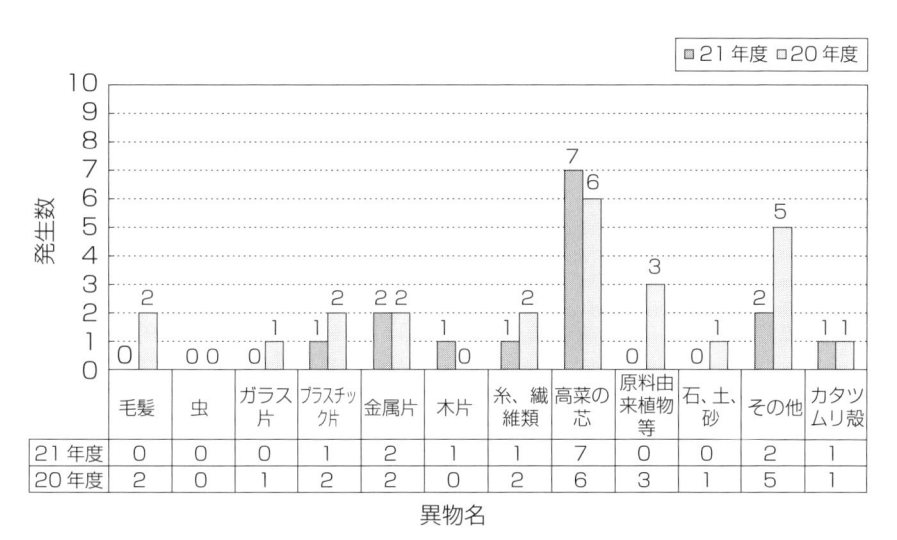

異物名	毛髪	虫	ガラス片	プラスチック片	金属片	木片	糸、繊維類	高菜の芯	原料由来植物等	石、土、砂	その他	カタツムリ殻
21年度	0	0	0	1	2	0	1	7	0	0	2	1
20年度	2	0	1	2	2	1	2	6	3	1	5	1

表4.1 平成21年度と20年度 異物混入クレーム集計比較

推測されます．プラスチック片は，エックス線検査機には反応しないので，製造工程での混入の可能性もあります．特に注目する異物混入は，約 7cm の"木の枝"の混入です．考えられる原因は，原料搬入用コンテナの木片の可能性がありますので，現場では，搬入時及び使用前の目視確認を徹底する必要があります．

このように，食品衛生 7S を基盤して，顧客に美味しく安心・安全な商品をお届けするために，高菜の産地から自社工場内の製造工程まで徹底した衛生管理を継続して行っています．

4.4 会社全体への相乗効果

食品衛生 7S の実践は，ハード（設備・施設）への投資を優先したものではなく，従業員の作業内容などの改善をするソフトを優先にしたものです．初期の段階では，整理・整頓をするための備品の購入費などが必要となります．ソフトは，ハードの投資よりも，抑えた金額でスタートできます．優れたハードを導入しても，機械をマニュアルに従って使用するのは，"ヒト"です．機械や設備は，使用目的に従って正しく操作方法を理解しなければ，正常な動作をしませんし，期待どおりの成果にはなりません．また，間違った手順の操作では故障の原因にもなりますので，修理費用も発生します．食品衛生 7S では，決められた手順に従って作業を進めることができるようになり，清潔な製造環境の整備をすることができます（図 4.3 参照）．

現場の従事者は，常に食の安全・安心を意識して製造作業に集中し，よい製品を消費者に届けたいと考えるようになると，自然と挨拶ができるような会社となり雰囲気もよくなります．いつも，清潔な製造環境が維持されているので，急に工場見学や購入先の査察があっても，清掃や片付けをするようなことがなくなります．すぐに工場内部を紹介できるようになり，営業的なアピールができるので新しい商談にも早い対応ができます．

目に見えない微生物レベルの清潔さが管理されている製造現場では，食中毒が起こらないような安全で安心できる製品が作られるようになります．食品衛生 7S の活動は，営業基盤の強化につながっていなければ，経営者は食品企業が衛生管理に取り組むメリットがありません．食品衛生 7S の活動が，食品企業の儲け（利益）を生み出すようにならなければ，ほんとうの意味でうまくいっているといえないのです．食品の安全対策を目指した衛生管理と企業の売り上げを上げる営業的な対応の双方にプラスになることが，食品衛生 7S の活動なのです．

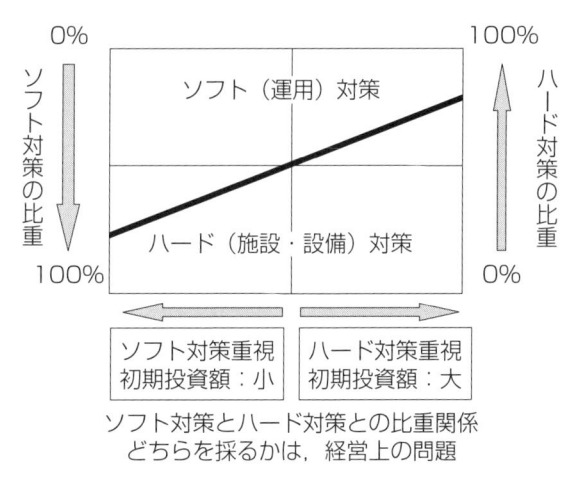

図 4.3 ハードとソフトにかかわる投資のバランス

第5章 食品衛生7SからHACCP・ISO 22000へ

5.1 HACCPとは

　HACCPという言葉については，本書を読まれる方の多くが一度は聞かれたことがあると思います．HACCPは"Hazard Analysis and Critical Control Point"の頭文字をとった略語で，日本語では"危害分析と重要管理点方式"と訳されています．HACCPは有名な話ですが，1960年代にアメリカが実施したアポロ計画において，宇宙飛行士が宇宙食で食中毒に罹らないように，ある食品企業が開発した管理手法です．それまでの食品の製造工程では，最終検査によって製品が安全であることを保証していましたが，アポロ計画に必要な100％に近い安全性（99.9999％）を保証するには多くの製品を検査に使用する必要があるため，宇宙飛行用に使用できる製品は非常に少なくなってしまうという問題がありました．そこでさらに合理的に食品の安全性を管理しようと考え出されたのがこのHACCPシステムです．このシステムにより，製品の検査結果で管理するのではなく，原材料から流通までの製造工程を管理することで，安全性の高い製品の製造が可能になりました（図5.1参照）．

　このような経緯で開発されたHACCPシステムですが，1980年代にはアメリカの様々な企業で導入が検討され，また大学や専門家から構成された機関であるNACMCF（全米食品微生物基準諮問委員会）によって，基本的な考え方である"HACCPシステムの7原則"が公表されました（図5.2参照）．その後1990年代から2000年代にかけて，HACCPシステムはその有効性が高く評価され，アメリカだけにとどまらず日本を含めた世界

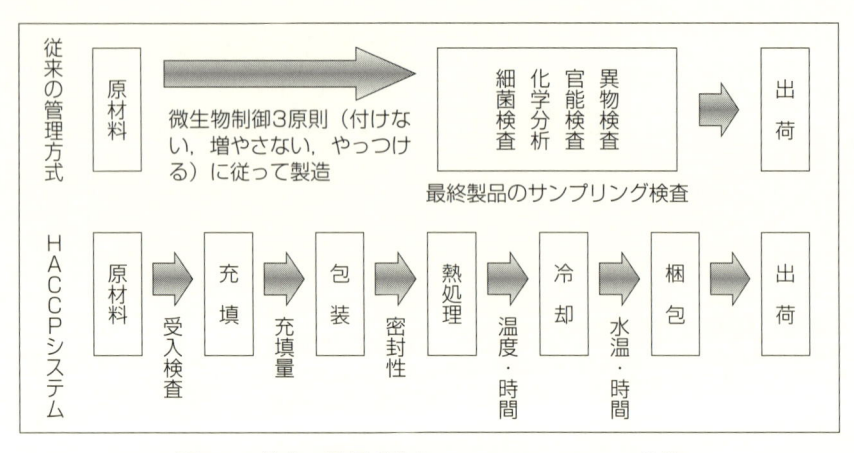

図5.1 従来の管理手法とHACCPシステムの比較

従来の管理方式：原材料 → 微生物制御3原則（付けない，増やさない，やっつける）に従って製造 → 最終製品のサンプリング検査（細菌検査，化学分析，官能検査，異物検査）→ 出荷

HACCPシステム：原材料（受入検査）→ 充填（充填量）→ 包装（充填性）→ 密封（密封性）→ 熱処理（温度・時間）→ 冷却（水温・時間）→ 梱包 → 出荷

```
   HACCPシステムの7原則
1. 危害分析
2. CCP（重要管理点）の設定
3. CL（管理基準）の設定
4. モニタリング方法の設定
5. 改善措置の設定
6. 検証方法の設定
7. 記録の維持管理
```

図5.2　HACCPシステムの7原則

中の多くの国で導入されました．しかしながら一方で，多くの国や企業で導入されるにつれ，HACCPシステムの問題点についても明らかになってきました．それは，図5.1，図5.2でわかるように，HACCPシステム自体は製造工程を管理する手法ですので，工場の建物や製造機械の衛生・保守管理，従事者の衛生管理，防虫・防鼠管理，使用水の管理等の基本的な衛生管理についてはふれられていません．

　もちろんHACCPシステムを導入すれば衛生管理を実施しなくていいなどということは決してありません．国際的なHACCPシステムにおい

ても，HACCP システムはコーデックス委員会*が発行した食品安全のための規格である"食品衛生の一般原則"においては付属文書の位置づけですし，日本の HACCP である"総合衛生管理製造過程"でも，衛生管理の方法が食品衛生法施行規則で求められています．HACCP システムの中で最も大切なステップである"危害分析"は，対象となる製造工程でどのような健康被害が発生する可能性があるかを考えます．その可能性は，製造現場の衛生環境がどのレベルで管理されているかによって大きく異なりますから，そう考えると非常に優れた考え方である HACCP システムも，基本的な衛生管理が適切に行われてはじめて機能する管理手法であることがわかるでしょう．

5.2　ISO 22000 とは

　製造工程において，健康被害が起こる可能性を科学的に分析し，重要な工程を集中的に管理するという考え方の HACCP システムですが，先に説明したようにその考え方は製造工程そのものの管理が中心です．一方，企業の運営管理においては，取引先の要求や法律の変更などといった外部環境，また新製品の発売や人事異動，施設設備の導入・更新といった内部環境の変化が常に起こります．このような変化があっても製品の安全性を確実に維持するためには，社内外の変化を把握したうえで手順の変更や設備の改修などの適切な対処をする必要があります．しかしながら，HACCP システムは製造工程の管理手法ですので，その考え方だけでは食品企業の運営全体については対応が難しく，そのことが原因で発生している事件・事故も少なくありませんでした．

　これらの問題を解決することを目的として発行されたのが ISO 22000：

---

* コーデックス委員会：消費者の健康の保護，食品の公正な貿易の確保等を目的として，1963 年に FAO（国際連合食糧農業機関）および WHO（世界保健機関）により設置された国際的な政府間機関．国際食品規格の策定等を行っている．

2005（食品安全マネジメントシステム―フードチェーンのあらゆる組織に対する要求事項）という国際規格です．ISO は，国際標準化機構という，電気電子の分野を除いた工業製品に関する国際規格を発行する機関ですが，ISO 22000 は，品質の維持・向上を目的とした ISO 9001，環境への悪影響を少なくすることを目的とした ISO 14001 などに代表される，組織が方針及び目標を定め，その目標を達成するための業務システムに関する規格の一つです．これらの規格はいずれも最低限実施すべきことであり，規格には取り組みの考え方が記述されていますので，企業は規格の意図を理解しながら自社に合った業務のしくみを構築するというのがこれらのマネジメントシステム規格の特徴です．

　ISO 22000 は 8 章から構成されており（図 5.3 参照），安全な食品を提供するために組織に必要な管理項目が定められています．

　この規格では 4 章以降が具体的な要求事項となっており，それぞれの意図をわかりやすくまとめると図 5.4 のようになります．

　また，マネジメントシステム運用の考え方として，PDCA（計画－実施－評価－改善）サイクルという考え方が取り入れられており，食品安全のための適切なルールを定めて実施し，問題があれば自主的に改善を行う仕

ISO 22000:2005 食品安全マネジメントシステム―フードチェーンのあらゆる組織に対する要求事項
1　適用範囲
2　引用規格
3　用語及び定義
4　食品安全マネジメントシステム
5　経営者の責任
6　資源の運用管理
7　安全な製品の計画及び実現
8　食品安全マネジメントシステムの妥当性確認，検証及び改善

図 **5.3**　ISO 22000:2005 の構成

5.2 ISO 22000 とは

> 4：業務の仕組みの明確化や文書・記録を管理する
> 5：経営者が積極的に運営に関与し，業務の指示，改善を行う
> 6：安全な製品を実現するために必要な資源を提供し管理する
> 7：安全な製品とするための製造業務の仕組みを構築し実施する
> 8：自社の業務の実施状況を把握し，問題があれば改善する

図 5.4　ISO 22000：2005　4～8 の具体的要求事項

組みを構築することで安全性の維持とさらなる向上を目指すことが可能となります．さらに最も大きな特徴としては，この規格の7章にPRP（前提条件プログラム）とHACCPシステムの要求事項が書かれていることが挙げられます．つまり，HACCPシステムだけでは難しかった食品企業全体の運営を基本的な衛生管理も加え，PDCAの考え方でマネジメントシステムとして運用するという，食品企業にとって非常に合理的かつ効果的な仕組みづくりがこのISO 22000ではまとめられています（図5.5，図

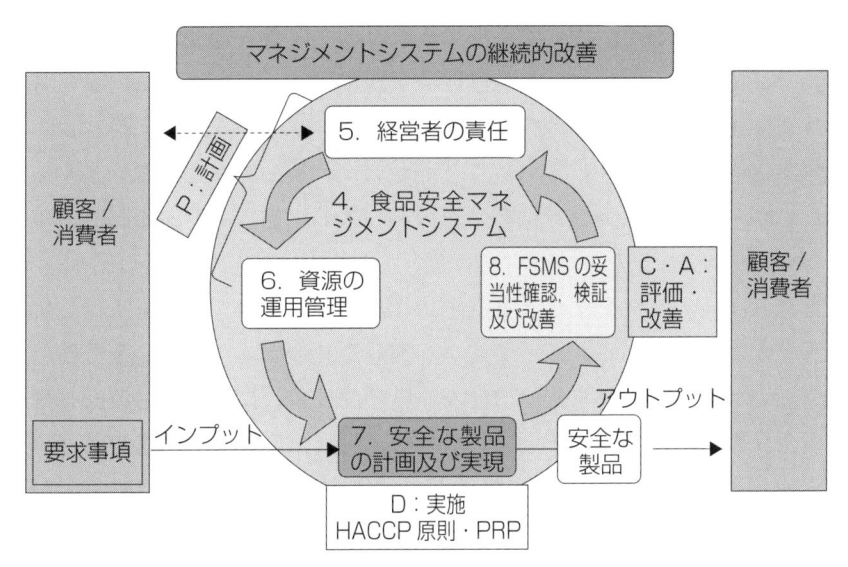

図 5.5　食品安全マネジメントシステムは PDCA

第5章　食品衛生7SからHACCP・ISO 22000へ

```
           食品衛生 7S
              │
              ▼
      ┌────────┐   ┌────────┐
      │ HACCP  │ + │ISO 9001│
      └────────┘   └────────┘
              │
              ▼
         ┌──────────┐
         │ ISO 22000│
         └──────────┘
```

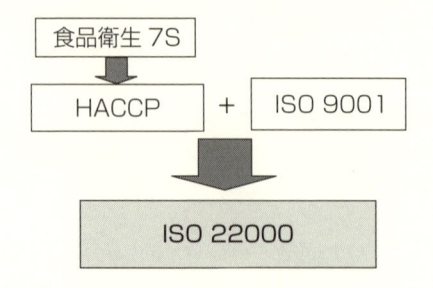

国際標準規格ISO 22000は，HACCPのマネジメントシステム化の規格であるといわれていますが，その目次は，ほぼISO 9001の枠組みの中に収まります．国際化をにらんだとき，ISO 22000の準備は必須なものです．

図5.6　HACCPからISO 22000へ

5.6参照)．

5.3　食品衛生7SはHACCP・ISO 22000の土台

　前項までの説明で，HACCPシステム自体には衛生管理が含まれていないため，別の基準として衛生管理の実施を定めたり，国際規格であるISO 22000においては衛生管理も含めてマネジメントシステムとして管理することを求めたりしていることがおわかりいただけたと思います．このことからも，食品企業では衛生管理が必須の実施事項であるといえるでしょう（図5.7参照）．

　あたりまえのことですが，食品企業は消費者に安全な製品を提供し続ける義務があります．したがって安全な製品を製造するために必要な衛生管理においても，そのときだけではなく継続的に自社にとって必要な管理レベルを保たなければなりません．そのためには，どのように衛生管理の仕組みを定め，またどのように関係者で実施するかが非常に重要な課題になってきます．

　つまり，自社に必要な衛生管理の手順を定めるにあたって，使用するも

5.3 食品衛生 7S は HACCP・ISO 22000 の土台

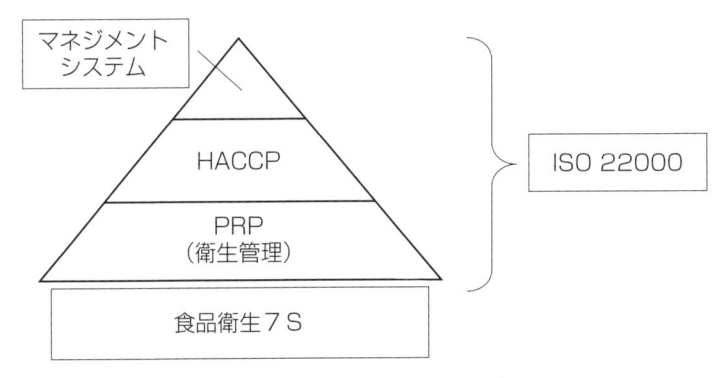

図 5.7 食品衛生 7S がすべての土台になる

のの要否を判断し（整理），必要なものとその数，置き方を定める（整頓），そしてそれらの清掃・洗浄・殺菌方法をルール化して（清掃・洗浄・殺菌），関係者全員でルールを守って（躾），目的の衛生状態を維持する（清潔）．このことが衛生環境の維持管理における基本的な考え方であり，食品衛生 7S であることはいうまでもありません．衛生環境を維持することが HACCP システムや ISO 22000 に限らず，すべての食品企業が安全な製品を継続的に提供するために実施すべき必須事項であり，食品衛生 7S が食品企業にとってすべての土台になっていることは間違いないことです．

第6章　さらなる発展 PAS 220 から FSSC 22000

6.1　PAS 220 とは

PAS 220 とは，正式には PAS 220：2008（食品製造業向けの前提条件プログラム）という名称で，BSI（英国規格協会）が策定した衛生管理に

ISO/TS 22002-1（食品安全のための前提条件プログラム　第1部：食品製造）

　　序文
1. 適用範囲
2. 引用規格
3. 用語及び定義
4. 建物の構造と配置
5. 施設及び作業区域の配置
6. ユーティリティ―空気，水，エネルギー
7. 廃棄物処理
8. 装置の適切性，清掃・洗浄及び保守
9. 購入材料の管理（マネジメント）
10. 交差汚染の予防手段
11. 清掃・洗浄及び殺菌・消毒
12. 有害生物の防除（ペストコントロール）
13. 要員の衛生及び従業員のための施設
14. 手直し
15. 製品リコール手順
16. 倉庫保管
17. 製品情報及び消費者の認識
18. 食品防御，バイオビジランス及びバイオテロリズム

図 6.1　ISO/TS 22002-1 の内容

関する規格です．前述のとおり，ISO 22000 規格が 2005 年に発行されたのですが，規格の中で要求している PRP（前提条件プログラム）の内容が不十分であったため，その不十分な事項を要求項目として追加し，また ISO 22000 では項目のみが記述されていた要求項目について個別に詳細を規定しています．その後，ISO（国際標準化機構）が PAS 220 を原案として国際規格化し，ISO/TS 22002-1（食品安全のための前提条件プログラム　第 1 部：食品製造）として 2009 年に発行しました（図 6.1 参照）．

なお，PAS 220:2008 については，ISO/TS 22002-1 が発行されたことによってニーズがなくなったため，2012 年に廃止されています．

6.2　FSSC 22000 とは

FSSC 22000 とは，Food Safety System Certification 22000 の略で，オランダに拠点を置く非営利団体である FFSC［Foundation for Food Safety Certification：食品安全認証財団］が開発した規格です．この規格は，ISO 22000 に PRP（前提条件プログラム）の規格を組み合わせることで，ISO 22000 で不十分とされた PRP を強化したものです．FSSC 22000 のサイトでは，ISO 22000 規格と組み合わせる PRP の規格について，PAS 222:2011（動物飼料の製造における食品安全のための前提条件プログラム）及び ISO/TS 22002-1（食品安全のための前提条件プログラム　第 1 部：食品製造），ISO/TS 22002-3（食品安全のための前提条件プログラム　第 3 部：農業），ISO/TS 22002-4（食品安全のための前提条件プログラム　第 4 部：食品容器包装の製造）をセクター-PRP 規格としてあげています（2016 年 10 月時点）（図 6.2 参照）．

FSSC 22000 規格の認証登録については，FFSC に認定された認証機関が行っていますが，2012 年から日本においてマネジメントシステム認証機関を認定・登録する日本適合性認定協会（JAB）が認定業務を開始し，現在は JAB でも認証機関の認定を行っています．FSSC 22000 の認証登

```
┌─────────────────────────────────────────────────────────┐
│                   FSSC 22000の構成                       │
│                                                          │
│  ┌──────────┐     ┌──────────┐                          │
│  │FSSC 22000│  =  │ ISO 22000│                          │
│  └──────────┘     └──────────┘                          │
│                   ┌──────────────┐                       │
│                   │   PAS 規格    │                      │
│              +    │   または      │   +  ┌────────┐      │
│                   │ISO/TS 22002規格│      │追加要求事項│    │
│                   └──────────────┘      └────────┘      │
└─────────────────────────────────────────────────────────┘
```

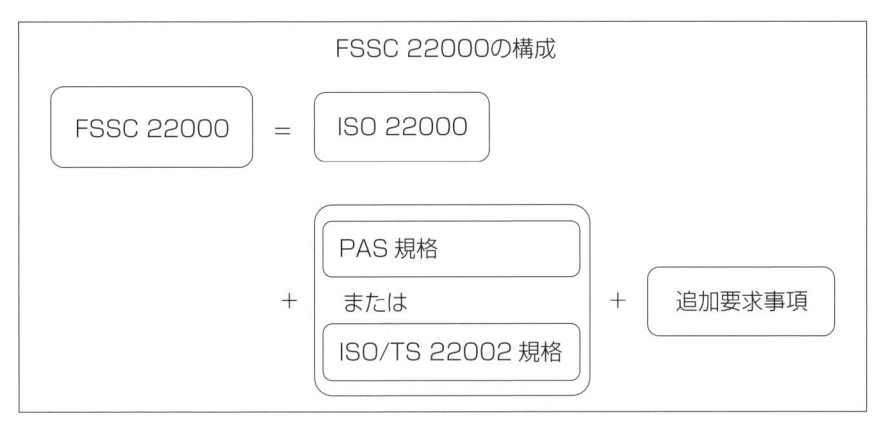

図 6.2　FSSC 22000 の構成

録をしている日本の事業所件数は，2012 年 10 月には 241 件でしたが，2016 年 10 月時点では，1,386 件と大幅に増加しています．

6.3　GFSI とは

　GFSI とは，Global Food Safety Initiative の略で，消費者に安全な食品を提供するために，世界中の小売業やメーカー，フードサービス業などのフードチェーンにかかわる企業から食品安全の専門家が集まって TCGF（The Consumer Goods Forum）に設立した団体です．GFSI は，食のグローバル化が進んだ現代において，世界中に広がったことで複雑になったフードチェーン全体の食品安全向上と効率化を目的として活動しています（図 6.3 参照）．

　具体的な取り組みとしては，世界の各国で運用されている認証システムと規格を GFSI のガイダンス文書と照らし合わせ，適合していると判断された規格を GFSI の承認規格として公表しています．公表された承認規格を食品企業が導入することによって，食品メーカーは工場監査の回数減によるコスト削減が期待でき，小売企業は工場監査のコスト削減が期待でき

> **GFSI の使命**
>   食品安全管理システムの継続的改善に尽力し,消費者への食品供給の信頼性を確保することである.
>
> **GFSI の目標**
> ・ガイダンス文書に基づき,各食品安全基準の擦り合わせを行うための食品安全マネジメントスキームのベンチマーク・プロセスを整備する.
> ・世界中の小売業者に GFSI 認定の基準を共通して受け入れてもらうことにより,食品サプライチェーンを通してコスト効率を向上させる.
> ・独特の国際的ステークホルダー・プラットフォームを提供することにより,ネットワークの確立,情報交換,及び,食品安全に関するベスト・プラクティスや有意義な情報の共有を実現する.

図6.3 GFSI の使命と目標[2]

ます.

GFSI が承認している食品安全規格は,SQF 1000・2000,GlobalGAP など多くありますが,日本では ISO 22000 に PRP(前提条件プログラム)の規格である ISO/TS 22002-1(PAS 220)を加えた FSSC 22000 が有名です.

6.4 FSSC 22000 の今後

ここまで食品安全に関する規格の概要及び規格の策定・承認を実施している団体とその取り組みについて説明してきました.これらの規格は,単に食品企業が実施すべき業務の基準やガイドとしてみた場合,その内容は大変優れたものであるといえます.例えば ISO 22000 は,世界中の多くの国から集まった専門家が検討し,世界中の企業で取り組まれ,成果が出ている食品安全を維持・向上するための運用方法や管理手法からさらによい方法を組み立て,マネジメントシステム規格として発行したものです.この規格を利用する企業からみた場合,これほど完成度の高い企業運営の

ためのガイドブックは，そうはありません．ただし，企業経営という目でみると話は別です．仕組みの導入だけでなく，認証の取得には当然ですが費用がかかります．他の業種に比べて利益率の低い食品企業では，マネジメントシステムを導入し，認証を維持しながら利益を出すということはそう容易なことではないはずです．

ISO に代表される認証システムは，規格要求事項を実施することで企業の管理レベルを向上させ，要求事項に適合していることを社会に公表することで顧客に信頼を与え，結果として効率的な取引を可能とします．しかしながら，認証システムを理解しつつも製造業の大多数を占める中小企業では，認証を取得することによる長期的メリットと同等以上に取引要件やコスト削減などの直接的なメリットを意識せざるを得ないというのが現状です．その結果が，ISO 22000 の認証登録を開始して概ね 5 年が経過しても 370 件（2012 年 10 月現在）という少ない登録件数にあらわれています．

このようななか 2011 年に，ある大手の流通企業が PB（プライベートブランド）の取引先に対して，GFSI が承認した FSSC 22000 規格等の認証を取得すれば工場監査を免除するということを発表しました．工場監査が減少すれば食品企業は監査に対応するための費用が不要になり，コスト削減につながりますので非常に喜ばしいことです．ただこのような公式な発表はまだ他の流通企業ではありませんので，現状では大きな効果は期待できません．しかしこのような動きが増えてくれば，GFSI に承認された規格を取得することで，多い企業で年間 30 回以上ともいわれている工場監査を大幅に削減できる可能性があり，食品企業にとって経済的メリットも出てきます．そうなると食品企業の認証取得に対する動きも変わってくるでしょう．その意味では，今後の動きは GFSI の取り組みにかかっているともいえます．

人口の減少や少子化が叫ばれる中，今後日本の食品企業はますます競争が激化し，苦境に立たされることは間違いありません．そのようななか，

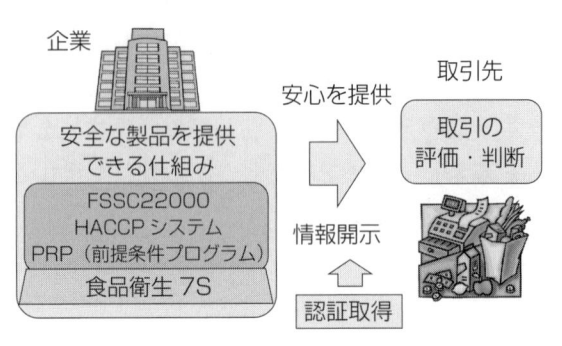

図 6.4 安全な製品を提供できる仕組みで安心を提供する

大手食品企業では海外に活路を見出し，その結果が輸出額の増加となってあらわれてきています．統計データでは，2011 年に発生した東日本大震災の影響があったものの，2011 年の農林水産物・食品輸出額は，2004 年のおよそ 25％増となっています．このように自社製品を海外に輸出する場合は認証の取得，特に国際規格の認証取得が効果を発揮することは明白です．逆の立場で考えても，直接企業や製造現場を見に行くことが難しい海外企業との取引を判断するには，自社の代わりに企業をチェックしてくれる認証システムは非常に有効な方法といえます（図 6.4 参照）．今後さらに必要となるであろうグローバルな企業戦略を考えた場合，FSSC 22000 を含めた国際規格の認証取得は重要な鍵を握っていると考えてよいでしょう．

第7章　食品衛生 7S Q&A

Q1　食品衛生 7S という語をよく聞きますが，何の略語ですか？

A1　整理（Seiri）・整頓（Seiton）・清掃（Seisou）・洗浄（Senjou）・殺菌（Sakkin）・躾（Shitsuke）・清潔（Seiketsu）をローマ字表記にすると頭文字が，すべて S であることから，7 つの S で"7S"といっています．

　食品安全ネットワークで提唱している食品衛生 7S は以前"食品衛生新 5S"として 2004 年に提唱され，工業から生まれた 5S を食品分野に応用するところからはじまり，食品の最大の敵"微生物"を制御するためには単なる"清掃"だけではなく"洗浄""殺菌"を含めた清掃活動を行う必要がある，という定義でした．しかし，本当に微生物管理を行うのであれば，これら二つも独立させてしっかりと定義づけて活動を行う必要がある，ということから食品製造における安全の土台として 5S + 2S = 7S とし

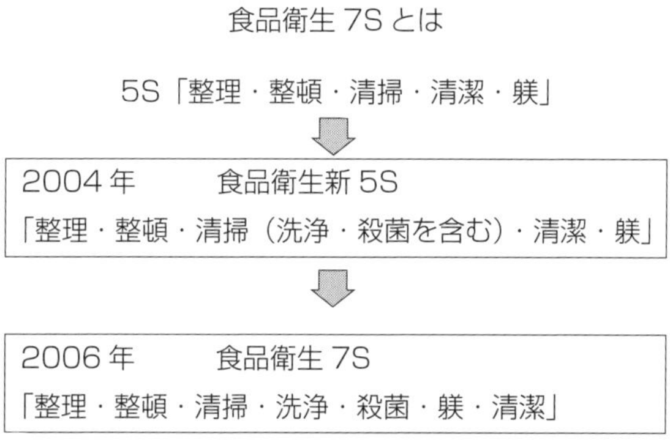

食品衛生 7S とは

5S「整理・整頓・清掃・清潔・躾」
⬇
2004 年　　食品衛生新 5S
「整理・整頓・清掃（洗浄・殺菌を含む）・清潔・躾」
⬇
2006 年　　食品衛生 7S
「整理・整頓・清掃・洗浄・殺菌・躾・清潔」

図 7.1　5S，食品衛生新 5S そして食品衛生 7S へ

て 2006 年に"食品衛生 7S"を改めて提唱しました．ただ 5S に洗浄・殺菌を加えたのではなく，目的を"効率"から"清潔"に切り替えたところに特徴があります（図 7.1 参照）．

Q2　食品衛生 7S は工業 5S とどう違うのですか？

A2　大きく二つの違いがあります．一つ目は，まず"目的"が異なります．工業から発展した 5S は"いかに効率よく，かつ安定した高品質のものを製造するか"が最大の目標であり，そのためには"部品 1 個，1 秒でも早く正確に組み立てる"ための"効率"が目的となります．一方，食品衛生 7S の目標は"清潔"です．これは見た目に美しければいいのではなく，食品の最大の敵である"微生物"を制御するための清潔，"顕微鏡レベル"でなければなりません．

　二つ目は，手段となる項目が異なります．5S は，整理・整頓・清掃・清潔の四つの手段を躾によって維持し目的である"効率"の実現へとつながりますが，食品衛生 7S では清掃に"洗浄・殺菌"が加わります．この二つの手段が加わることによって，工業 5S の見た目の清潔とは異なる顕微鏡レベルの高度な清潔環境を達成することで，安全な食品製造が実施できる土台となります（図 7.2 参照）．

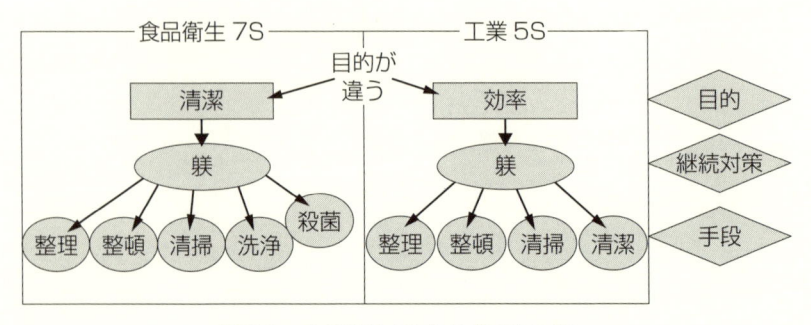

図 7.2　食品衛生 7S と工業 5S の違い

Q3 食品衛生 7S は何のために行うのですか？

A3　食品衛生 7S は，工業 5S の効率化だけでは防止できない食品事故防止を目指すもので，安全な食品製造の土台です．整理・整頓・清掃・洗浄・殺菌を躾で守り，発展させて製造環境を清潔にするのが食品衛生 7S です．食品衛生 7S には躾があります．躾とは決めたことを守ることです．躾には三つの原則があります．
　① 知っていてルールを守らない場合は厳しくしかる
　② 知っているが守れないか守りにくい時はルールを見直し，改訂する
　③ 知らなかった人には納得するまで教える

　このことによって，従業員の人づくりができます．ムリ・ムダ・ムラがなくなります．異物混入やいつもと違う等の品質クレームがなくなります．なによりも食中毒の未然防止になります．食品衛生 7S は安全で品質のよい食品を製造するために行うのです．そして，結果として取引先の信頼を得て取り扱い商品の増加になって，また，新規取引先の拡大につながり，売り上げと利益がふえるのです．

Q4 食品衛生 7S を行ううえで最も大切なモノは何ですか？

A4　食品衛生 7S は，法規制のように外部から強制されて行うものではありません．
　企業内の自主活動です．食品衛生 7S を行ううえで最も大切なモノは，企業のトップが先頭に立ち，率先垂範で引っ張っていくことです．食品衛生 7S は製造現場だけが行うものではありません．いくら，工場長が頑張ったとしても，トップが現場に入って率先垂範しなければ食品衛生 7S は挫折をします．一度挫折をすると，従業員の信頼がなくなり，二度と取り組めなくなります．もう一つ大切なものは前述した躾です．食品衛生

7Sを維持・発展させていくと順番が"整理・整頓・清掃・洗浄・殺菌・躾・清潔"から"躾・整理・整頓・清掃・洗浄・殺菌・清潔"となります．

Q5　食品衛生7Sは現場だけで行うモノですか？

A5　食品衛生7Sは現場が中心になって行う活動のように思われますが，企業（または工場）のトップが先頭に立って，全社的に行わなければ意味がありません．企業のトップが食品企業の使命が食品安全であることをよく認識し，改善活動を引っ張っていくことが重要です．また，製造現場だけではなく総務や経理等の管理部門も参加しなければなりません．なぜならば事務所も5Sが必要だからです．印刷紙・文房具の予備等が乱雑に置いてあれば管理ができずに探すムダや在庫が過剰となるムダが発生します．事務机の上を見ると書類が横に重ねて乱雑に置かれています．必要な書類がすぐ見つかりません．さらに，重要な書類を紛失してしまうことだってあります．営業も取り組まなければなりません．取引先や新規取引先と商談のとき，お勧めの商品の特長や値段だけではなく，安全でおいしい商品を造るために食品衛生7Sを行っていることをアピールする必要があります．食品衛生7S活動は，全社挙げて取り組み，すべてのメンバーの意識向上と協働なしでは達成できません．

Q6　7つのSに関連性はあるのですか？

A6　食品衛生7Sは3層の立体構造になっています．まず，目に見えるレベルの汚れ対策である"整理・整頓"があります．"整理"とは，必要なものと不必要なものを区別し，不必要なものを処分ことであり，必要なものを置く場所，置き方，置く量などを決めることが"整頓"です．そして"整理・整頓"は，"清掃・洗浄"の前提条件です．この"清掃・洗浄"によって汚れを取り除くことができます．

表7.1 殺菌による効果

	菌数	ATP量（RLU値）
未実施	10^7	20,000〜30,000
水洗＋石鹸	10^3	5,000
水洗＋殺菌剤	10^4	10,000
水洗＋石鹸＋殺菌剤	10	1,000

（手洗い"水に濡らす→洗剤をつけてよく洗う→洗剤を流す→乾燥させる→殺菌剤を噴霧"のマニュアルどおりやれば手はきれいになる．）

次に，目に見えない微生物を低減させるのが"殺菌"です．清掃・洗浄して機械や備品等についている汚れを除去しないで殺菌を行ってもあまり効果がありません（表7.1参照）．

そして，"整理・整頓・清掃・洗浄・殺菌"のマニュアルやルールを躾で守り維持・発展させていく．このように5つのSの実施によって自主的な食品衛生活動が機能し，最終目標である"清潔"な状態を維持継続できるようになるのです（図7.3参照）．

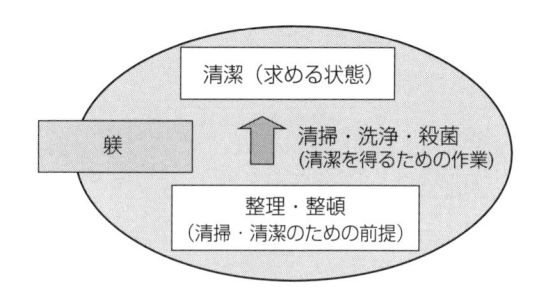

5Sは横一列に並べられるものではありません．食品衛生7Sでは，目的を清潔に置きます．それを実現するために清掃・洗浄・殺菌があります．その作業がしやすいようにするのが整理・整頓です．躾はそのような活動を確実に行わせるようにするための鍵（キー）といえるでしょう．

図7.3 食品衛生7Sの構造

Q7 食品衛生 7S と HACCP の関係は？

A7　HACCP（Hazard Analysis and Critical Control Point）は，前述の解説のとおり，食品安全上，健康被害を引き起こす要因［Hazard：危害要因（ハザード）］を分析・抽出し，その工程や作業を必須管理点（CCP）としてコントロールすることで，安全を確保するシステムです．また，HACCP が食品業界で注目されるようになったのは，コーデックス委員会（FAO と WHO の合同の国際食品規格委員会）の食品標準規格プログラムとして発表された"食品衛生の一般原則"のアネックス（付属文書）に"危害要因分析・必須管理点（HACCP）システム及びその適用のガイドライン"で示されたことで，広く知られるようになりました．

　もともと HACCP は，7 原則 12 手順に従って，設定された必須管理点（CCP）をコントロールするシステムですが，その一方でそれ以外の衛生管理は，いくつかの項目に分類して全方位的にプログラムを作成して前提条件プログラム（PP／PRP：prerequisite program）で予防していきます．例えば，コーデックス委員会が提唱している"食品衛生の一般原則"では，

セクション 1	目的（目標）
セクション 2	範囲，用途及び定義
セクション 3	第一次生産
セクション 4	施設：設計及び設備
セクション 5	オペレーション・コントロール
セクション 6	施設：メンテナンス及びクリーニング
セクション 7	施設：個人衛生
セクション 8	輸送
セクション 9	製品情報及び消費者意識
セクション 10	訓練

図 7.4　CODEX 委員会の"食品衛生の一般原則"

10 のセクションのうち，衛生管理の主要項目を 8 項目に分類して示されています（図 7.4 参照）．

そのため，食品衛生 7S と HACCP との関係は，HACCP 自身よりも HACCP の土台となる前提条件プログラムに密接に関係しているといえます．特に整理・整頓・清掃は，前提条件プログラムの各項目が円滑に運用するためのベースとして，洗浄・殺菌や躾（訓練）は，プログラムそのものに組み込まれています．

したがって，食品衛生 7S と食品安全システムである HACCP とは，とても関係性が深いことがいえます．

Q8 食品衛生 7S と ISO 9001 の関係は？

A8 この項目で比較対象になっている ISO 9001 とは，国際標準化機構（International Organization for Standardization）が規格として作成した品質マネジメントシステム（QMS：Quality Management System）を指しています．現在 ISO 9001 は，2008 年版であり，規格の要求事項が示されています．企業のレベルに合わせて，それらの要求事項の順守状況を確認し，第三者審査機関によって認証されています．

ここで，食品衛生 7S と ISO 9001 の要求事項や目的等を比較してみると，ISO 9001 が，製造業から建設業やサービス業まで認証範囲を広げ，（幅広く顧客満足を得るためには）会社の活動そのものを製品と捉え，それらすべての品質を保証するシステムとなってからは，要求事項のなかでさらに食品衛生 7S に該当する要求内容になりました（図 7.5 参照）．

例えば，ISO 9001 の 6 では経営資源のことを示していますが，6.2 人的資源（力量，教育・訓練及び認識）や 6.4 作業環境などの項目が躾や整理・整頓に該当します．また，7 では製品実現のことを示していますが，7.5.4 顧客の所有物や 7.5.5 製品の保存の要求事項を順守するには，整理・整頓がまさに必要な要求事項となっています．一方，食品衛生 7S の項目

にはなく，ISO 9001で表記されている重要な項目で8.5.1継続的改善は，企業や工場をよくするという目標に向かって継続的に改善する企業姿勢のあり方等は，共通する部分といえます（図7.5参照）．

したがって，ISO 9001と食品衛生7Sとの関係は，ISO 9001の要求事項を順守するために，食品衛生7Sが業務の基本行動のなかで必要となり，それぞれの間には密接な関係があると考えられます．

6 資源の運用管理	6.1	資源の提供		8 測定、分析及び改善	8.2	顧客満足	8.2.1
	6.2	（人的資源の）一般	6.2.1			内部監査	8.2.2
		力量，教育・訓練及び認識	6.2.2			プロセスの監視及び測定	8.2.3
	6.3	インフラストラクチャー				製品の監視及び測定	8.2.4
	6.4	作業環境			8.3	不適合製品の管理	
7 製品実現	7.4	購買プロセス	7.4.1		8.4	データの分析	
		購買情報	7.4.2		8.5	継続的改善	8.5.1
		購買製品の検証	7.4.3			是正措置	8.5.2
	7.5	製造及びサービス提供の管理	7.5.1			予防措置	8.5.3
		製造及びサービス提供に関するプロセスの妥当性確認	7.5.2				
		識別及びトレーサビリティ	7.5.3				
		顧客の所有物	7.5.4				
		製品の保存	7.5.5				

図7.5 食品衛生7SにかかわるISO 9001の要求事項（抜粋）例

第8章　食品衛生7S構築事例

　食品衛生7Sを構築していくためには製造現場の状況の見える化が必須です．食品衛生7Sの定義にてらして，製造現場の問題点を写真にとり，またATP測定器を使って洗浄の結果を知ることによって現場の改善が行われ，食品衛生7Sの構築が進んでいきます．

8.1　整理・整頓

8.1.1　"整理・整頓"の定義

　整理とは，"必要なものと不要なものを区別して，要らないものを処分する"ことです．

　整頓とは，"必要なものを置く場所と置き方と置く量を決めて，表示をつけて保管すること"です．整頓とは表示などで識別をすることです．

　整理・整頓は原料や資材，備品，部品等の必要なものが，すぐ探すことができ，使用後は元の場所に返すことができることです．

8.1.2　事例　原料の整理・整頓ができていなくて起きた不祥事

　少々古い話ですが，大手菓子メーカーF社の不祥事事件が2007年1月にマスコミに報道され，発覚をしました．

　経過は，2006年9月にF社経営対策として"2010推進プロジェクト"を立ち上げ，食品に精通していない外部コンサルタント会社に委託をしました．そのコンサルタント会社が，2006年11月13日第8回推進委員会で，"S工場の期限切れ原料使用問題"と題して，"消費期限切れ原料の使

用がマスコミに発覚すればU乳業の二の舞となることは避けられない"と記載した報告書を提出しました．そのときに，社長は事実確認をして改善策をとるように指示しました．外部に公表するかどうかも検討しましたが，事実確認を優先して公表をしませんでした．2006年12月29日　フランチャイズ店にこの文書が何者かによってファックスされ，F社も確認し，社長も文書の社外流出を知りましたが，しかし，特段の措置はとらなかったために，マスコミ報道となりました．その結果，F社の企業倫理が問われて大きな社会問題となり，結果として経営に大きな影響が出て倒産寸前となり，大手パンメーカーの援助を受けて再建することになりました．第三者委員会の"信頼回復対策会議最終報告"によると，消費期限切れの原料使用の原因を次のように述べています．

原料牛乳は"UHT殺菌"で製造されたもので，通常の容器包装であれば賞味期限表示（D＋7日）であるが，F社の原料は非密閉の集乳缶のため消費期限（D＋4日）に設定されていた．消費期限の切れた原料を使用することについての認識は

① 原料は加熱工程を経る商品に使用するため消費期限切れでも安全上の問題は起こらない．"経験則上の確信"

② コストダウンの会社の方針

③ 廃棄による環境問題への配慮

④ 在庫処分のためのルールがマニュアルになかった．原料を使用状況によって確実に記録する体制が整備されていなかった

本当に上記の要因が消費期限切れの原料を使用した原因なのでしょうか．なぜ，消費期限切れの原料があったのかが問題ではないのでしょうか．原料の整理・整頓のルールがないために，先入れ，先出しを行う状況でなく，新しい日付の原料を先に使用し，消費期限の切れた原料が残り，そのために，上記理由で使用したのではないかと思われます．

整理・整頓は消費期限の原料が期限を切れて残らないようにする手段で

8.1 整理・整頓　　　　　　　　　　　　73

す．F社が食品衛生7Sを実践していたら，この事件は起こらなかったと断言できるでしょう．

8.1.3　整理・整頓の改善事例

図8.1（a）は整理・整頓になっていない原料庫の状況です．この状況では，まず，製品に必要な原料がどこにあるか，ひと目ではわかりませんので捜さなければなりません．捜すムダが生じます．それに，在庫管理ができません．適正在庫の数がつかめませんので，原料の品切れや，過剰在庫が出てきます．そうすると，先入れ・先出しができなくなり，消費期限や賞味期限切れの原料を使用するような事態が起こります．そのようなことが起こったときには，たんなるミスでも回収をしなければ，企業倫理が問われます．そこで，図8.1（b）のように整理・整頓をして改善をしました．そうすると，必要な原料がすぐわかります．整頓とは，今日入社した新人が，場所さえ教えてやれば，指示された原料や資材を保管庫に入って30秒以内に捜せることでもあります．また，在庫管理も容易にできます．先入れ・先出しがスムーズにできて期限を切れた原料を使うことはありません．

図8.2もそうです．（a）は原料の定位置管理ができていないので，原料の誤使用が起こる可能性があります．（b）は改善した状況です．整理・

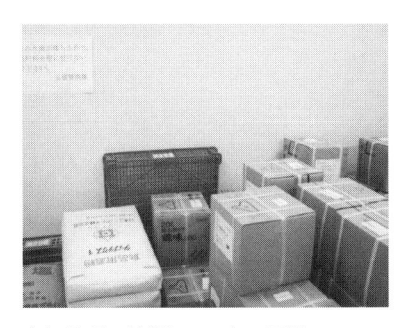

（a）整理・整頓していない原料　　　（b）整理・整頓した原料

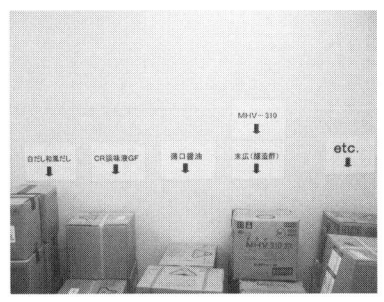

図 **8.1**

整頓すると原料の誤使用も防げるし，在庫管理もできます．

　原料が凍結状態にあって，そこに記載してある賞味期限は，凍結しているときの期限です．原料として使用するときには解凍をして使用します．解凍した場合には賞味期限は変わります．データに基づいて解凍後の使用期限を明確にし，表示して見える化をしなければなりません．凍結状況の期限表示で使用した場合は安全性が問われます（図8.3）．

　図8.4もそうです．開封した牛乳の賞味期限は開封前とは変わります．

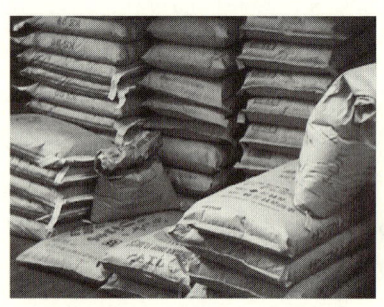

(a) 改善前　図の右側のようにサンマルトの上にトレハロースが置かれており，定置管理ができていなかった

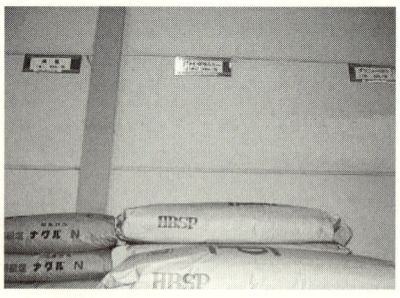

(b) 改善後　原料の定位置管理をすることによって在庫数量の確認や，原料の先入れ先出しが簡単に行えるようになった

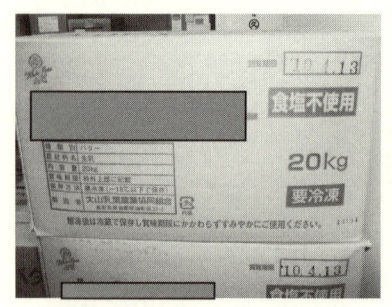

図 8.2

冷凍状態での期限日は，原料に明記してあるが，実際は解凍後に使用するため，解凍日からの使用期限を決める必要がある

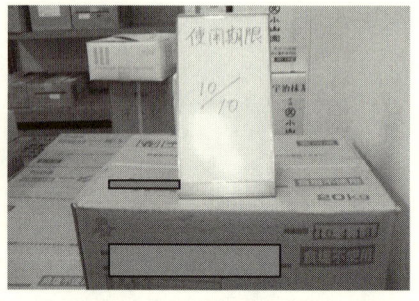

テストを行い，解凍後の使用期限を定め，だれでもわかるように明記するルールとした

図 8.3

8.1 整理・整頓

開封日を書き,いつまで使用可能であるかの日にちを表記します.

原料を開封した後も同じです.賞味期限は開封前の状態での期限です.開封した後は,これもデータに基づいて使用期限を決める必要があります.図 8.5 の場合は,開封日を記載してデータに基づく使用期限を開封後 1 週間と決めて管理をしています.安全性のキープです.

図 8.6(左)では容器に表示がありません.そうすると使用用途がわからないので,誤使用が起こります.容器の中身が何であるかを表示して,知る必要があります.ある食堂で,油と洗剤を別々にペットボトルに入れて管理していました.焼きそばの注文が入ったので,油のつもりが洗剤で使用して製造したために消費者が中毒を起こした事例があります.ペット

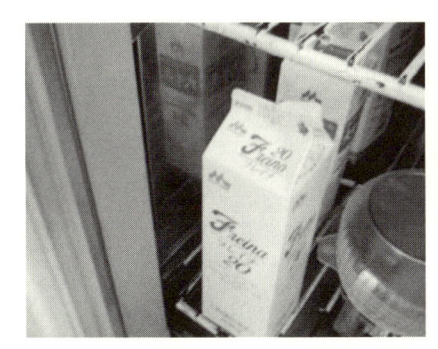

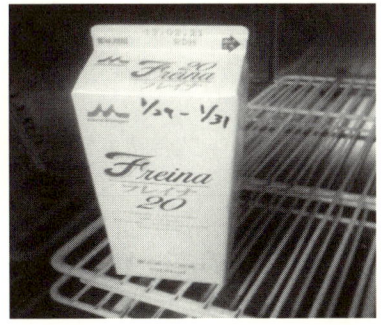

図 8.4

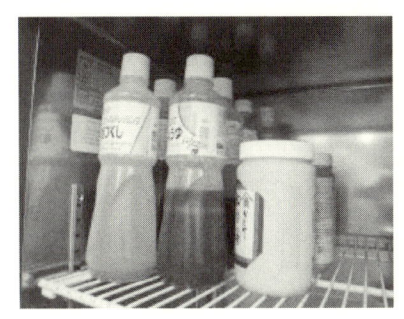

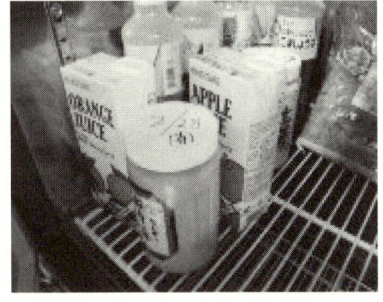

図 8.5

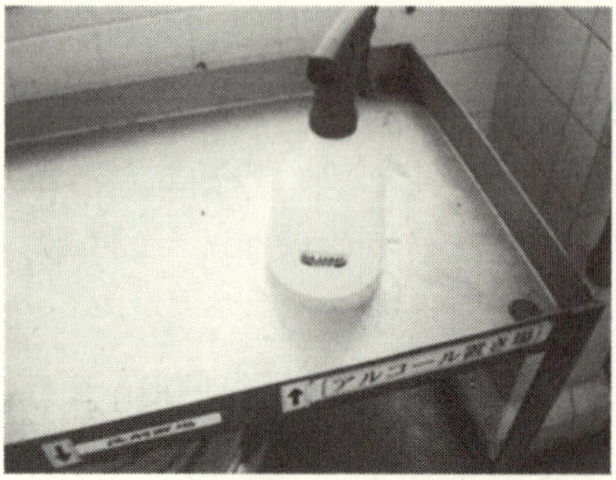

76　　第8章　食品衛生 7S 構築事例

置き場の表示はあるが，容器に表示がないため，内容物がわからず，誤使用の危険性がある

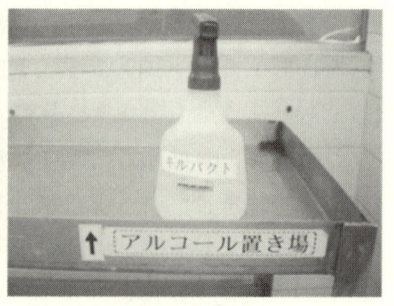

容器に表示を行い，誤使用を防止する

図 8.6

ボトルに入れた油も洗剤も同じような色をしているので，表示をして識別をして見える化をしていないから誤使用が起こったのです．

　整理・整頓は見える化です．見える化をすることによって，ムダの排除，コストダウン，ミスの防止になります．

8.2　清掃・洗浄・殺菌

8.2.1　清掃・洗浄・殺菌の定義

　清掃とは"ゴミやホコリのないようにピカピカに掃除をすること"
　洗浄とは"洗い清めること"
　殺菌とは"細菌などの病原体を死滅させること"
です．
　清掃・洗浄・殺菌の位置づけは"掃除・洗浄・殺菌は製造が終わった後の片づけではなく，安全な食品を製造する準備のために始めにするもの！"です．あと片づけと位置づけると，製造作業後で疲れているし，時間も遅いことであるという理由で清掃・洗浄・殺菌がおろそかになり，その後に製造した製品で異物混入が発生したり，最悪の場合は食中毒が発生するこ

とだってありえます．

　清掃・洗浄・殺菌は重要な仕事です．ですから，清掃・洗浄・殺菌のための人・時間の確保が必要です．だれが行っても同じ状況になるように，清掃・洗浄・殺菌のマニュアル作成が求められます．

8.2.2　清掃・洗浄・殺菌不足で起きた事例

　古い話ですが，2007 年（平成 19）に I 製菓でクッキーの賞味期限改ざんが社会問題になりました．I 製菓不祥事事件経緯は，

・平成 19 年 6 月 30 日　アイスクリームから大腸菌群が検出される．
・平成 19 年 7 月 28 日　バウムクーヘンから黄色ブドウ球菌が検出される．
・平成 19 年 8 月 12 日　アイスクリームの問題について，新聞に社告を掲載する．ただし，製造工程が違法であった旨のみの内容であり，大腸菌群検出についてはふれられていない．
・平成 19 年 8 月 14 日　保健所へ事実関係を報告し，記者会見を行う．
・平成 19 年 8 月 15 日　改ざんを発案した経緯について発表する．

　I 製菓のクッキー賞味期限改ざん問題は，アイスクリームの自主検査で大腸菌群を検出したので，"乳及び乳製品の成分規格等に関する省令" 違反になるために回収をしたのですが，回収理由を正確に言わなかったために，内部告発が起きました．その説明のために，記者会見を行ったときに，クッキーの賞味期限を改ざんしていたことを公表しました．マスコミはアイスクリームの大腸菌群検出の問題よりも話題性が大きいために，この問題は表面化しなかったのです．クッキーの賞味期限改ざんもやってはいけないことですが，アイスクリームから大腸菌群の検出，バームクーヘンから黄色ブドウ球菌の検出は食品の安全性を脅かすことであり，場合によっては食中毒が起こっていた可能性があります．

　I 製菓の衛生管理の不備の原因（I 製菓コンプライアンス確立外部委員

会報告）は

- ・加熱殺菌工程の不徹底の可能性
- ・器具類の消毒の不徹底
- ・JAS法や食品衛生法等に関する認識の欠如
- ・⇒工場における衛生管理上の問題

と述べています．つまり，食品衛生7Sが構築されておらず，清掃・洗浄・殺菌が不十分で清潔な工場ではなかったと思われます．

8.2.3　清掃・洗浄・殺菌の改善事例

　清掃・洗浄・殺菌の結果は見えませんので，見える化を行うことが必要です．清掃・洗浄・殺菌の結果の検証をすることです．確実な検証をするには微生物検査を行うことですが，結果が出るまでには時間がかかります．
　消費期限を記載するモノであれば，微生物検査の結果が判明したときには既に飲食されていることがあります．もし，重篤な結果が出た場合には，既に健康被害者が出ているかもしれません．そこで，使用するのはATP測定器です．

■ATP測定器を使った清掃・洗浄・殺菌の結果検証

［洗浄が十分な基準（RLU値）はステンレス200 RLU以下，プラスチック500 RLU以下とした］

　まな板や包丁の刃，製品が通るベルト等はそれらの清掃・洗浄・殺菌が不十分だと製品が微生物汚染を受けるという認識は少なからずあると思われますので，ATP測定値が極端に高いところは多くはありません．洗浄・殺菌した後，冷蔵庫に保管したまな板を測定すると，5 RLUできれいです（図8.7）．
　図8.8は肉を切るスライサーです．洗浄・殺菌後は18 RLUでよく洗えています．

8.2 清掃・洗浄・殺菌

図 8.9 と図 8.10 は醤油だれがついた製品が通るベルトです．これも，洗浄・殺菌の測定では 191 RLU，2 RLU できれいです．しかし，よく手でさわるのに，清掃・洗浄・殺菌が意識されていなくて，測定値が非常に高いところがあります．

図 8.11 は包丁の刃です．包丁は刃で製品を切るので，清潔にしなければとの意識があり清掃・洗浄・殺菌は念入りに行います．しかし，包丁の柄となると，製品に直接触れないために清掃・洗浄・殺菌後の結果はどこもよくありません．測定値は 23,859 RLU です（図 8.12）．包丁の柄は手で直接さわります．その手が製品をさわりますので，包丁の柄も清掃・洗

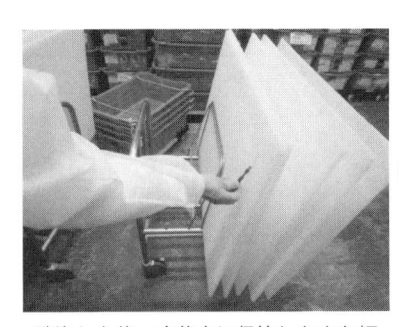

洗浄した後，冷蔵庫に保管したまな板 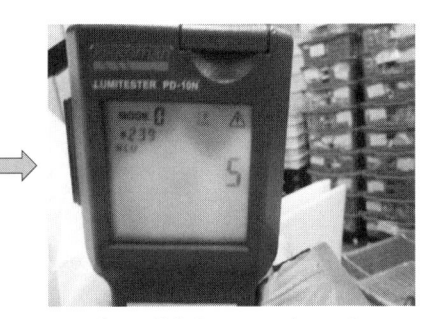 　　　　十分に洗浄している（5 RLU）

図 8.7

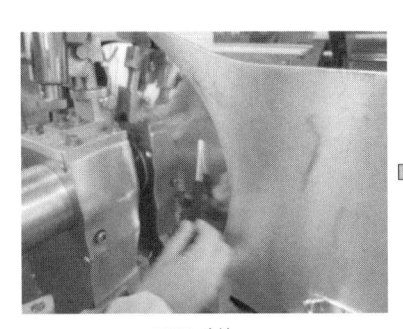

スライサー 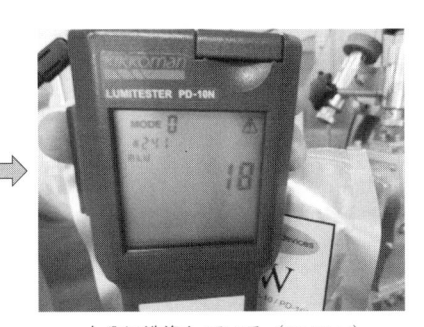 　　　　十分に洗浄している（18 RLU）

図 8.8

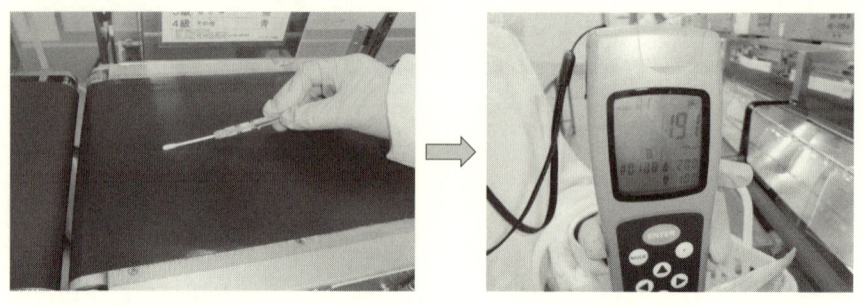

80　第 8 章　食品衛生 7S 構築事例

製品が通るベルト　　　　　　　十分に洗浄している（191 RLU）

図 8.9

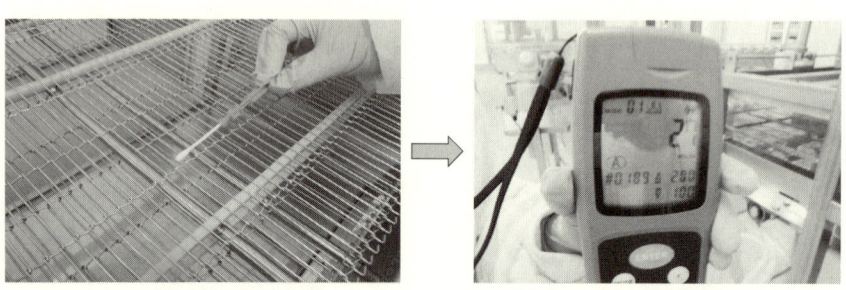

製品が通るベルト　　　　　　　十分に洗浄している（27 RLU）

図 8.10

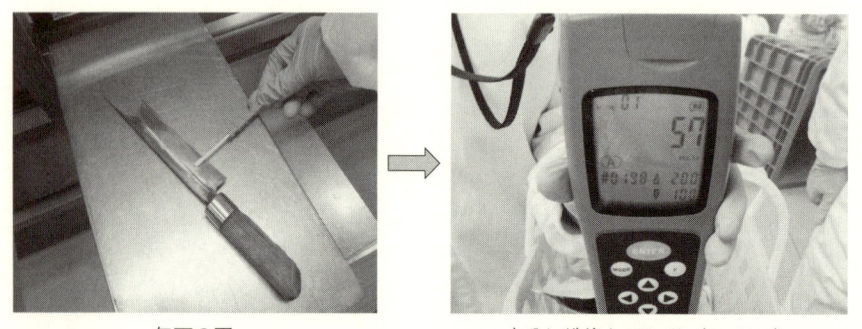

包丁の刃　　　　　　　　　　　十分に洗浄している（57 RLU）

図 8.11

8.2 清掃・洗浄・殺菌

浄・殺菌を十分に行わなければなりません.

盲点なのが図 8.13 から図 8.21 です. ドアの取っ手, スプレーの取っ手, はかりのスイッチ, 冷蔵庫の取っ手, アルコールスプレーの取っ手, 皮むき器, エアーシャワーの取っ手, スイングドアの開けるところ, 水道のカラン等は手で直接さわります. 写真のような状況であれば, それぞれを取り扱った後に, 製品をその手でさわれば製品が微生物に汚染される可能性があります. これらのところも清掃・洗浄・殺菌のマニュアルを作り, 清潔にしなければなりません.

最後にシンクのオーバーフローのところです. オーバーフローさせない

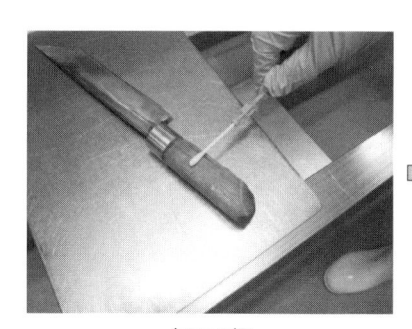

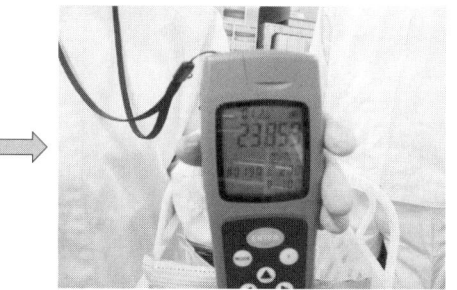

包丁の柄　　　　　　　　　　汚れが落ちてない（23,859 RLU）

図 8.12

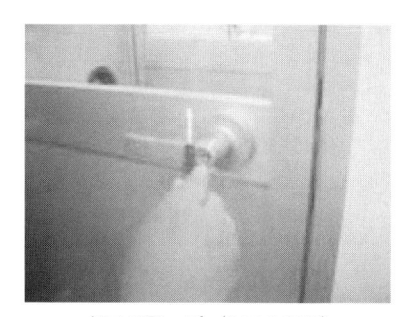

ドアの取っ手（9,604 RLU）　　　スプレーの取っ手（15,776 RLU）

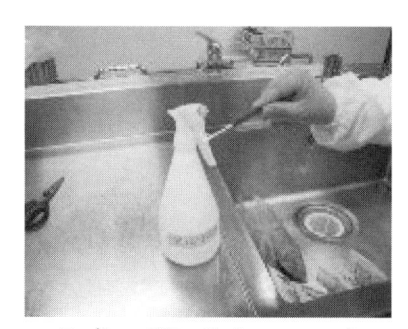

図 8.13　　　　　　　　　　**図 8.14**

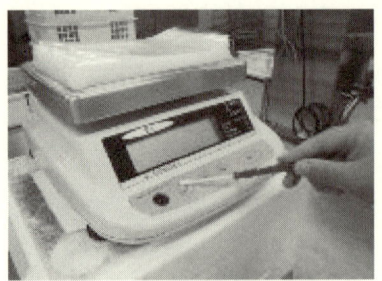

はかりのスイッチ（195,949 RLU）

図 8.15

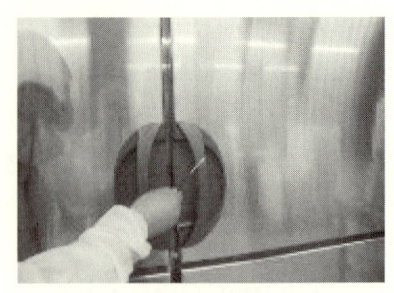

冷蔵庫の取っ手（29,222 RLU）

図 8.16

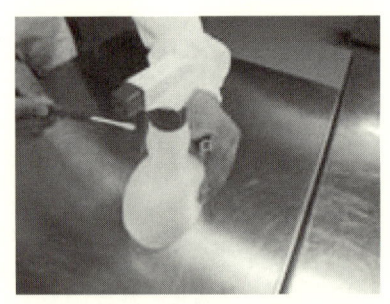

アルコールスプレーの取っ手（63,720 RLU）

図 8.17

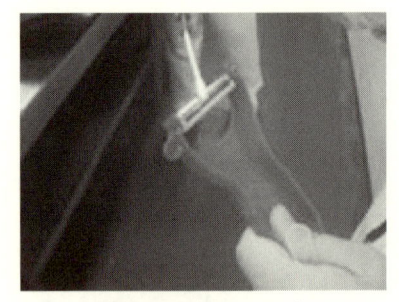

皮むき器（4,184 RLU）

図 8.18

エアーシャワーの取っ手（2,728 RLU）

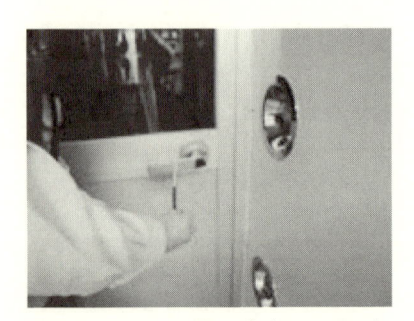

図 8.19

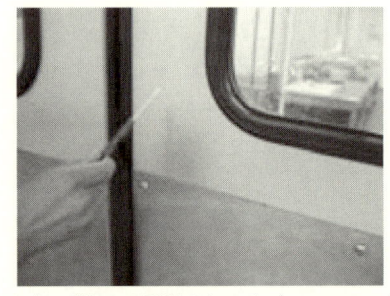

スイングドアの開けるところ（13,191 RLU）

図 8.20

8.2 清掃・洗浄・殺菌

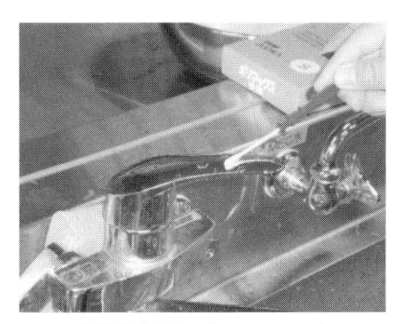

水道のカラン（29,291 RLU）

図 8.21

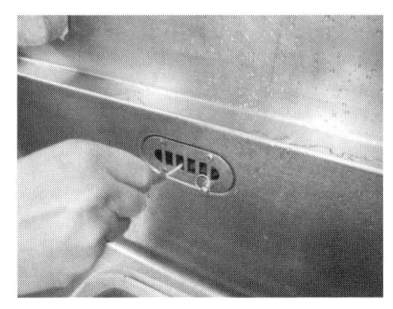

シンクのオーバーフロー口　　　　（234,131 RLU）

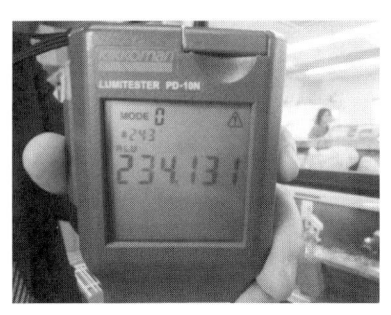

図 8.22

出口の ATP 測定値は 23 万台（図 8.22）です．日頃使用しないところであれば，配管にたまった水が汚れて，微生物の発生や虫の発生場となります．ある工場で手洗いシンクの上にあるライトトラップに昆虫が一面についていました．発生源は手洗いシンクのオーバーフロー口でした．使用しないオーバーフロー口をアルミテープ等で塞いだ方が安全です（図 8.23）．

8.2.4 食中毒の予防はまず手洗い

"仕出し弁当などを食べた 48 人のうち，29 人が嘔吐（おうと）や下痢などの食中毒症状を訴えたと発表した．うち 2 人と調理人 3 人からノロ

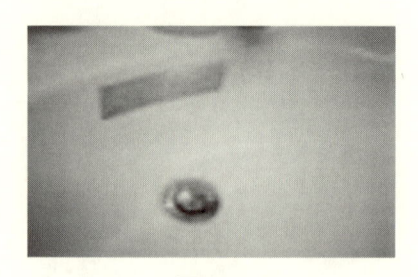

図 8.23

ウイルスが検出されたという"

"もちを食べた児童や保護者ら 138 人のうち 54 人が食中毒症状を訴え，うち 21 人からノロウイルスが検出されたと発表した．市保健所は，共通する食事がもち以外にないことなどから，もちが食中毒の原因と断定"

仕出し弁当は調理人の手，もちはもちを丸めた人の手が感染源だと思われます．それぞれの作業者の手の洗浄・殺菌が十分に行われなかったことが食中毒の原因だと考えられます．レストランチェーン店で 2011 年 8 月に起こったレストランでの赤痢菌による食中毒で感染経路は特定できないものの，考えられる原因の一つとして"工場における手洗いは，流水で洗った後，水石鹸で 30 秒（タイマーで時間を計測）洗浄し流水ですすぎ，さらに逆性石鹸で 30 秒洗浄し流水ですすいだ後，ペーパータオルで拭き取るという手順で行われている．手洗い後の ATP 検査で汚れが残っているとされる目安を超える被験者が 99 名中 10 名おり，手洗いが十分に行われていない従業員がいることが判明した"と手洗いの洗浄・殺菌が不十分で，作業者の手に赤痢菌が付着していて，それが感染源の一つとして可能性は否定できないとしています（S 社　ソンネ赤痢菌食中毒問題検証委員会報告）．

手の洗浄・殺菌マニュアルは図 8.24 から 8.26 のとおりです．手を流水で濡らす→洗剤を手にかけてよく洗う．図 8.24 のように洗いにくいところを意識して念入りに洗う（理想は約 30 秒間洗うことだが，30 秒間はと

8.2 清掃・洗浄・殺菌

1. 手洗い準備
2. **手洗い**
3. 乾燥
4. 殺菌

■ 手を濡らします
（泡立ち・成分拡散のため）

■ 専用石鹸をつけ，まんべんなく洗います（指の間，手首まで）
⇒理想は約30秒間

■ 流水で手を流します
（泡といっしょにヨゴレ・微生物も流してしまいます）

図8.24 衛生的手洗いについて

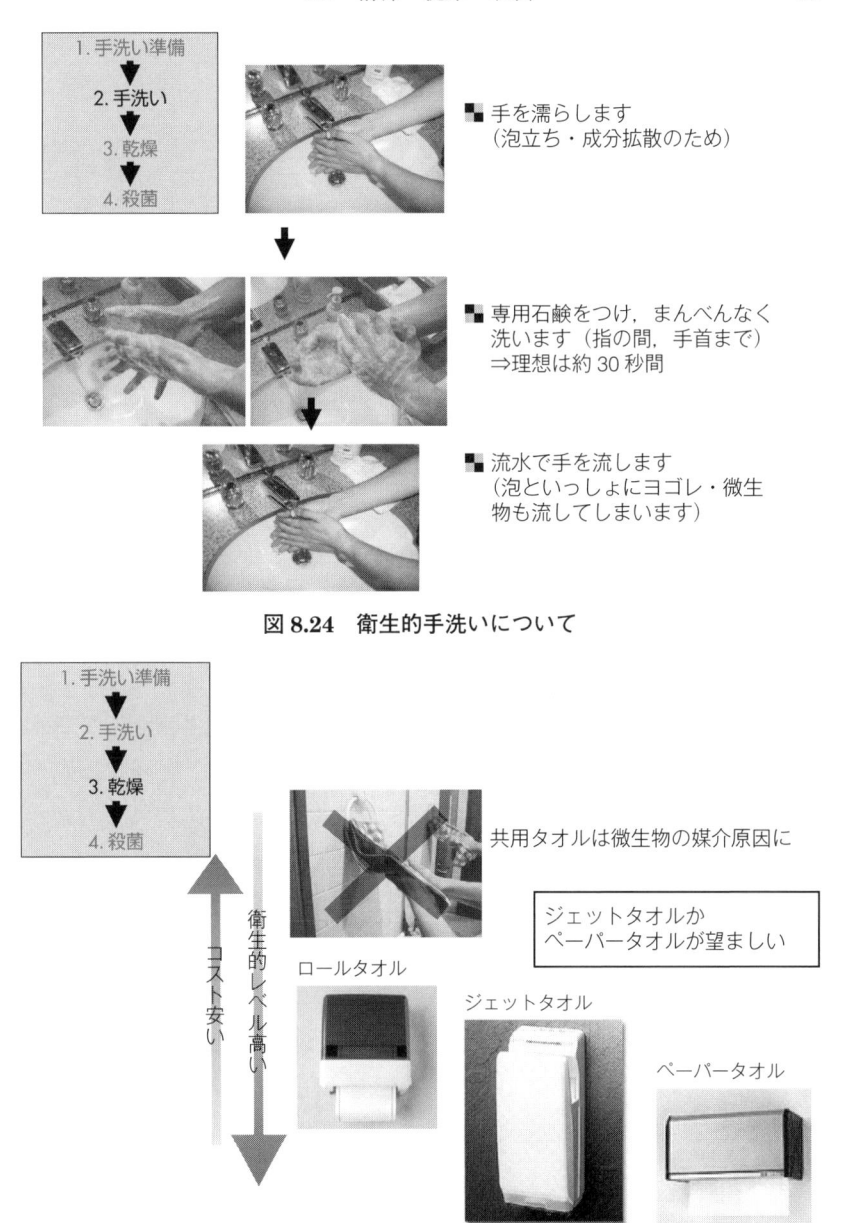

1. 手洗い準備
2. 手洗い
3. **乾燥**
4. 殺菌

衛生的レベル高い
コスト安い

共用タオルは微生物の媒介原因に

ジェットタオルか
ペーパータオルが望ましい

ロールタオル
ジェットタオル
ペーパータオル

図8.25 衛生的手洗いについて

第 8 章 食品衛生 7S 構築事例

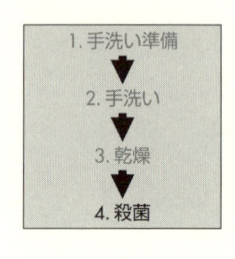

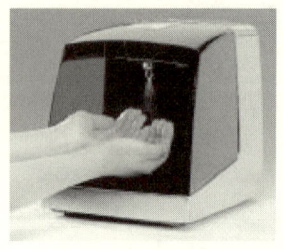

1. 手洗い準備
↓
2. 手洗い
↓
3. 乾燥
↓
4. 殺菌

水気とよごれのない状態で，
（アルコール系）殺菌剤を手に
まんべんなくかける

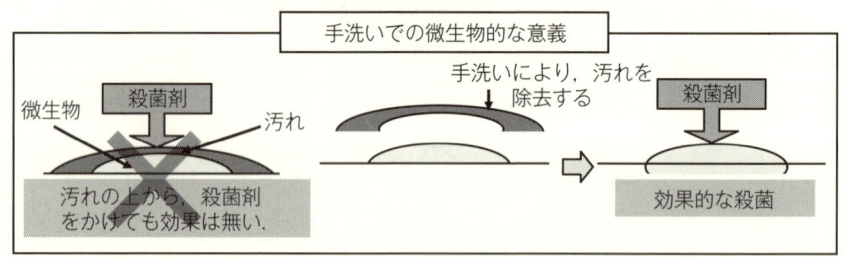

手洗いでの微生物的な意義

汚れの上から，殺菌剤をかけても効果は無い．

手洗いにより，汚れを除去する

効果的な殺菌

図 8.26　衛生的手洗いについて

ても長いために普通は 10 秒から 15 秒ぐらいしか行っていないことが多い．これでは汚れが残っている）→流水で泡を洗い流す（たんなる水では冬の朝は冷たくて必要な時間洗い流さないことになる．冬場は温水が出るようにしたい）→手の乾燥（手の乾燥は使い廻しのタオルは，汚染が増していくので使用すべきではない）→殺菌剤で殺菌する

　手洗いマニュアルどおりに手の洗浄・殺菌を行えば，手洗い前の一般性菌数 10^7 が 10 に，ATP 量（RLU）20,000〜30,000 が 1,000（基準は 1,500 以下）に減少します（表 8.1）．

　ある工場で手の ATP 測定を行いました．作業中に手の ATP 測定をすると 6,567 RLU です．そこでいつものように手を洗ってもらい測定すると 2,167 RLU です（図 8.27）．次に，汚れの落ちにくいところを説明して（図 8.28），ていねいに洗ってもらいました．そうすると，945 RLU という測定結果で基準以下の数値となり，手がきれいになっていることがわかりました．

8.2 清掃・洗浄・殺菌

	菌数	ATP 量（RLU）
未実施	10^7	20,000 ～ 30,000
水洗＋石鹸	10^3	5,000
水洗＋殺菌剤	10^4	10,000
水洗＋石鹸＋殺菌剤	10	1,000

10^{-6} 減少　　1/20 に減少

表 8.1　洗浄・殺菌による効果

手洗い前作業中

いつもの手洗い

マニュアルどおりの測定値

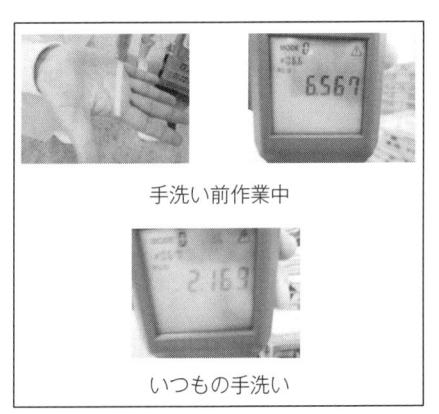

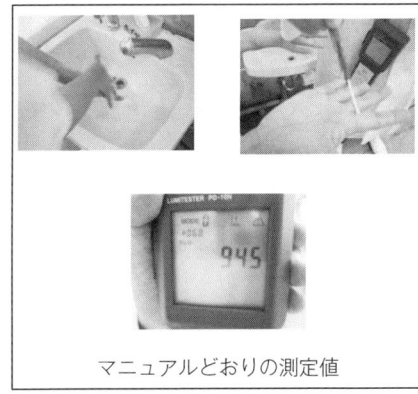

図 8.27

手洗いが行届きにくい場所

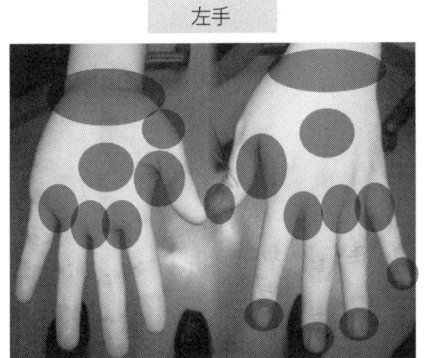

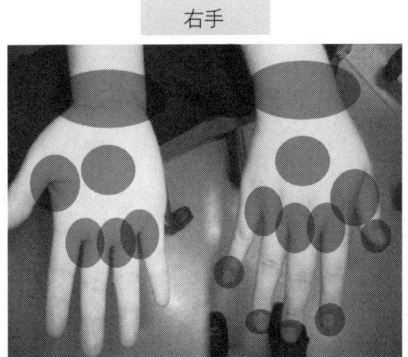

左手　　　　　　　　　　　右手

図 8.28

8.2.5 手袋の効果

作業中の手をATPで検査をすると，4,459 RLUという測定値が出ます．作業中ですので多かれ少なかれ基準値を超えた数値が出ます．その手を洗ってもらうと，809 RLUという測定値が出て基準値以下となりきれいに洗えています（図8.29）．しかし，人によっては，洗った後の測定で，3,647と基準値を超えていて，なおかつもう一回洗ってもらった後の検査でも1,677 RLU値と基準値を下回らない人もいます（図8.30）．こういう人は手洗いの個別指導が必要です．もし，食中毒菌がこの人の手に付着していて，素手で加熱後の食材をさわった場合には食材を汚染して，それを食べた人々が食中毒になる恐れがあります．

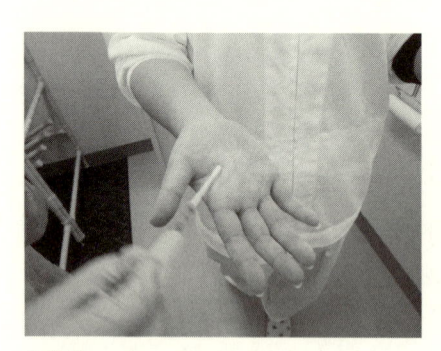

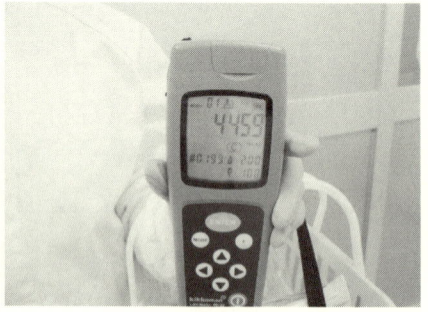

作業後

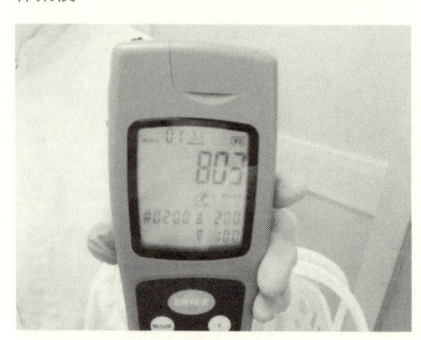

手洗い後

図 8.29

8.2 清掃・洗浄・殺菌　　　　　　　　　　　89

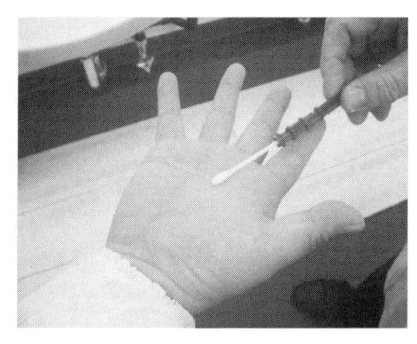

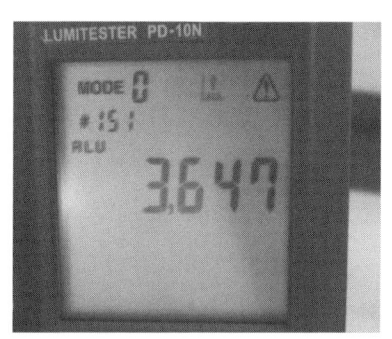

作業後　　　　　　　　　　　　　手洗い後

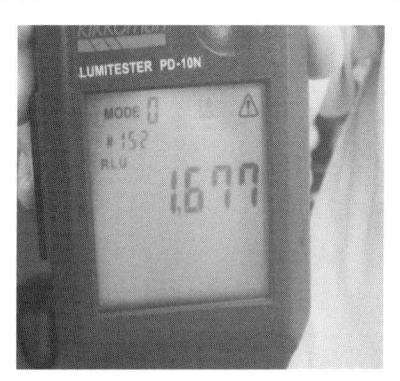

再度の手洗い後

図 8.30

　さて，手袋の効果ですが，図 8.31 をご覧ください．図の上段は作業中の ATP 測定値です．当然のように高い数値を示します．ところが，その手を洗浄すると 171 RLU まで落ちるのです．図 8.32 はお総菜を撹拌しているところです．作業中の手袋を洗えばきれいになります．図 8.33 は醤油だれがついてる手袋の測定です．30 万 RLU です．それが，洗えば 290 RLU です．図 8.34 はキャベツの盛りつけをしているときの数値です．洗えば，なんと 7 RLU です．

　このように，素手のときには洗浄しても ATP 測定値が 1,000 以下にはなかなかなりません．それは，素手にはシワがあってそこに汚れがたまる

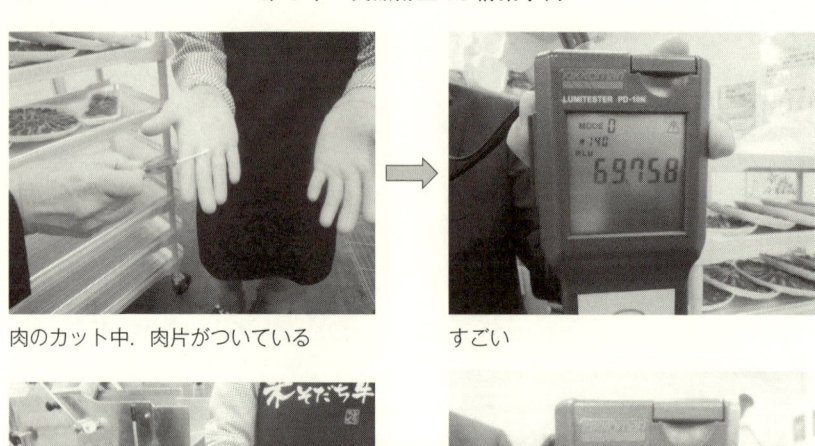

90　　　第8章　食品衛生7S構築事例

肉のカット中．肉片がついている　　　すごい

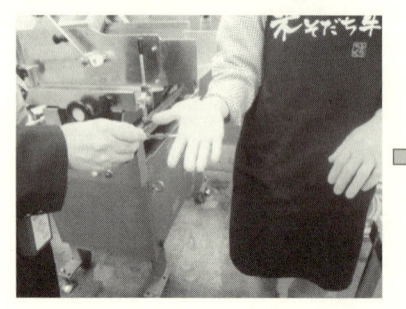

洗浄後 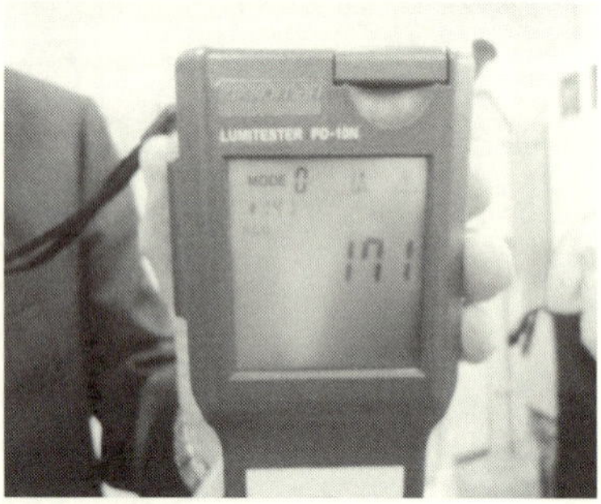　　　　　　　　　　　　　　きれい

図 **8.31**

からです．手袋には，くぼみやシワはありません．そのために，汚れがついたとしても，洗浄すれば汚れは洗い流されるのです．食中毒予防に手袋の着用は効果的です．

8.2 清掃・洗浄・殺菌　　　　　　　　　　　　　　91

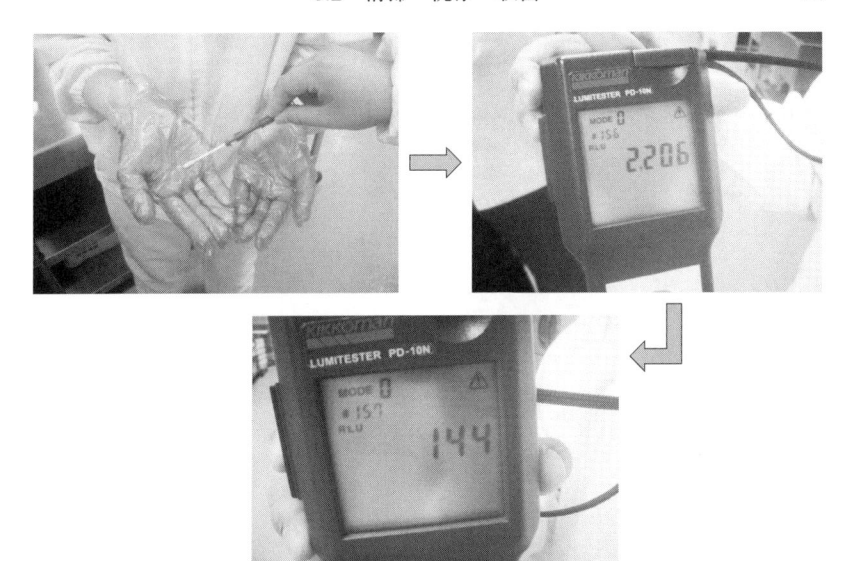

図 8.32　お総菜の汚れがとれた

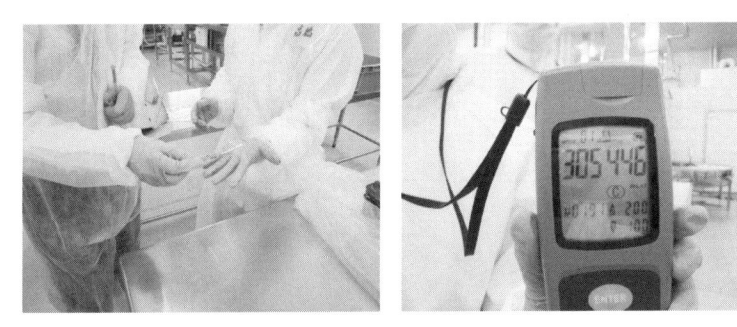

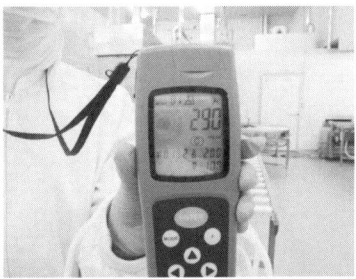

図 8.33　醤油だれのついた手袋もきれいになる

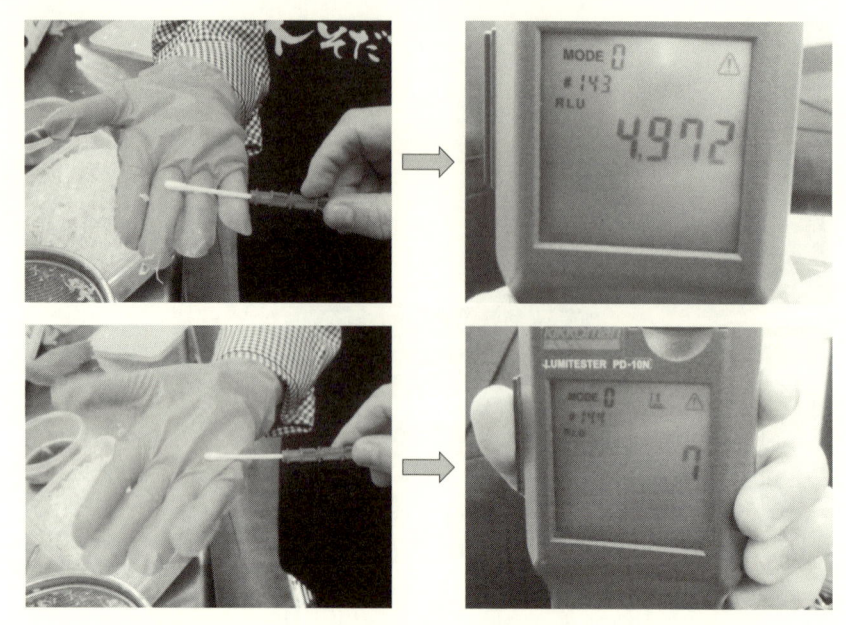

図 8.34 キャベツの汚れがついた手袋も洗浄できれいになる

8.3 ドライ化とは

食品衛生 7S（整理・整頓・清掃・洗浄・殺菌・躾・清潔）の中にはドライ化という項目はありません．というのは，ドライ化の頭文字がどうしても S にならないからです．しかし，ドライ化は，特に床のドライ化は，清潔を実現する重要な要素です．

床のドライ化について，ある講演会のアンケートに"当社は製造，機械の洗浄に多量の水を使用するので床のドライ化はできないと思う"という意見がありました．当然製造中には原料の洗浄や製品の原料として水を使います．製造の切り替え時や製造終了後の洗浄には水を使います．ですから，確かに，もともとドライ化構造になっていない工場は完全なドライ化は難しいと思います．

床が濡れていれば当然微生物は繁殖するし，虫の発生場ともなります．

8.3 ドライ化とは

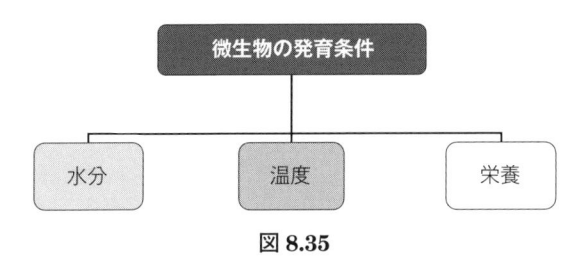

図 8.35

乾燥は清潔の重要な要素であります．ドライ化は水を使うなということではなくて，水を床に垂れ流しにしないことです．故に，ドライ化は意識すればある程度まではできます．

微生物の発育条件は"水分・温度・栄養"（図 8.35）です．その水分が除去できれば，微生物の繁殖や昆虫の内部発生をかなり抑制することができるようになります．

8.3.1 なぜ家庭の台所の床は濡れていないのか

家庭の台所の床は濡れていません（図 8.36）．なぜでしょうか，家庭の台所には流し台があります．その流し台のシンクのなかで食器や鍋等を洗浄しますので，洗浄しているときの水は床にこぼれないのです．

ある製造工場では，床にゴムを敷いて，そのうえに製造に使用した備品をおいて洗浄しています．そうすると，床は水浸しです．備品を洗ったあとは，床に備品についている汚れや残渣が落ちています．そうすると，備品の洗浄後に床の洗浄もしなければなりません．そのときに，"お宅の台所は水浸しですか"と聞いたところ，その洗浄をしていた担当者は"いいえ濡れていません"と答え，"なぜですか"と聞くと"それは流し台があるからです"と言いましたので，"それでは流し台を作ったら"と言いました．そこで，流し台を作成しました（図 8.37）．備品の洗浄時は，水をホースで流し台に運び，部品を洗うときには流し台につけた配水管から直接に廃水溝に流せば床は濡れません．

また，ある製造工場では床のドライ化のためにこんなアイデアが生まれ

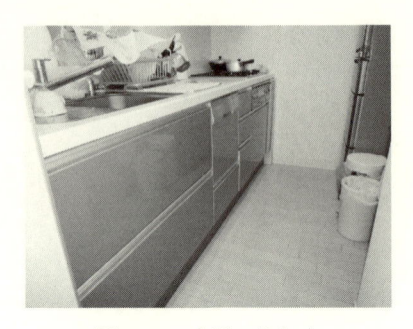

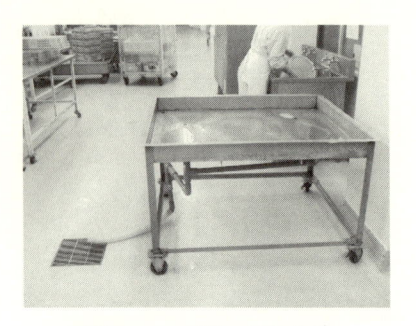

図 8.36　台所の流し台　　　　図 8.37　工場の流し台[3]

ました（図 8.38）．

　この作業台ですが，使用後は，器具類の置き場所の板をスライドさせますと，シンクとして使用できる構造となっています（図 8.38）．この作業台はラインごとに設置され，使用後はただちに器具類をシンクに水を溜めて，浸け置きできるようになっています．もちろん，ステンレス仕様ですので，蒸気殺菌がかけられ，微生物による汚染の心配もありません．作業スペースの問題から，現状，シンクは場内に一つの設置であったため，多数のラインの備品類の洗浄が同時にはできませんでしたが，この作業台の作成により，多数のラインでの洗浄が同時にでき，かつ，浸け置き時間も充分に確保されることから，汚れが容易に取れ，洗浄作業の手間が軽減され，清掃時間の短縮に大きく貢献しています．
　また，この作業台ですが，キャスターつきの作業台となっており，洗浄終了後は排水溝まで作業台をもっていき，下のコックを開くことにより直接排水溝へ流せるようになっています．床面を汚すことなく洗浄できるようになっており，床のドライ化にもなり，床清掃時間が短縮できました．

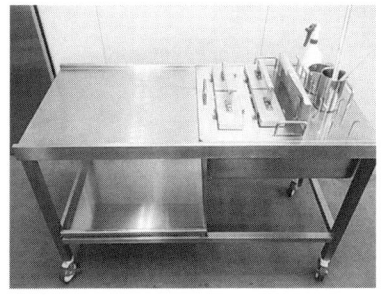

製造中は作業台として使用

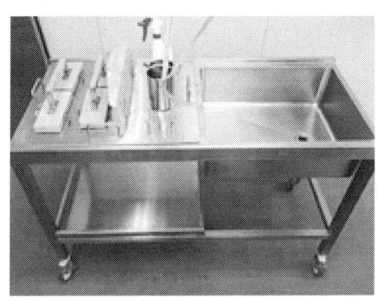

製造終了後は洗浄台に変身[4] 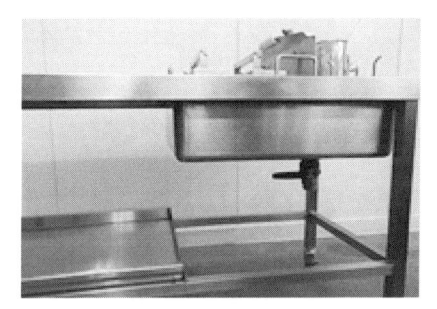　　洗浄水は直接排水溝に（コックつき）[4]

図 8.38

8.3.2 水を床に垂れ流しにしない

ある製造工場は床に水の垂れ流しをしないくふうを次のようにしました（図 8.39）．

食品衛生に重要である"床のドライ化"を目指すことにしました．床が濡れていて，なおかつ，食品の残渣があれば当然微生物は繁殖し，虫の発生にもつながります．"微生物レベルの清潔"を目指すためには"床のドライ化"に取り組む必要がありました．水を使用するため，100％のドライ化はむりとしてもドライ化の意味である"水を床に垂れ流しにしない"取り組みを実施しています（図 8.39）．

"ドライ化"を行う点で，苦労もありました．ホースと排水をつなげて，垂れ流しにしない構造にしましたが，ホースが排水場所から外

第 8 章　食品衛生 7S 構築事例

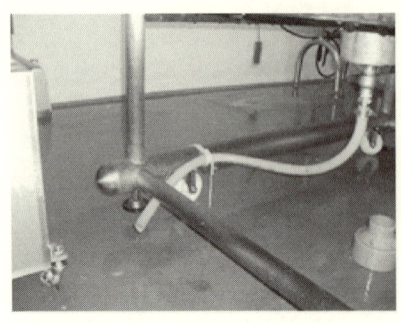

ルールが守られず，"床に垂れ流し"の状態になっていた

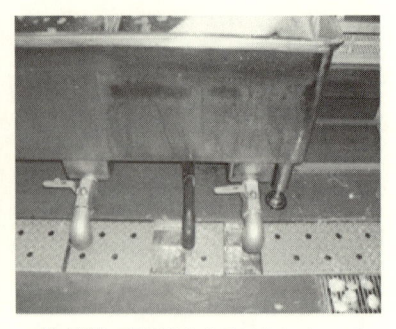

排水溝に直接排水することによって床のドライが進んだ

図 8.39[5]

れたままになっていたり，排水場所に蓋をしてしまっていることも多く見られました．なぜ，"垂れ流し"にしてはいけないのか？　なぜ"ドライ化"が必要なのか？　全従業員が理解しなければ改善が進みません．また，製造後の清掃に時間やコストがかかります．

　ある製造工場では，食品衛生 7S の取り組みを創業当初から始めました．創業時からですので，整理・整頓に大きな乱れはありません．また，機械や設備も当然きれいです．しかし，床に水を垂れ流しにする構造になっていました．そこで，水は当然使用するけれども，床に垂れ流しをしないアイデアを出し合ってくふうを行い，製造中でも作業場の床が濡れていないドライ化を実現しました（図 8.40）．床のドライ化の経過は次のとおりです．作業中や終了後の備品の洗浄を床の上で行っていました．これでは床面が汚れていて，せっかく洗っても床からの二次汚染をうけますし，床も濡れてしまいます．そこで，洗い台を導入して，備品を衛生的に洗浄するとともに，床に水を垂れ流しにしないようにしました（図 8.41）．機械で使用する製品に塗るたれや残渣類が床面に落ちないための受け皿をもうけていましたが，ときには受け皿からそのようなものがオーバーフローして床に垂れ流しの状態でした．そこで受け皿にドレインホースを取り付け直接排

8.3 ドライ化とは

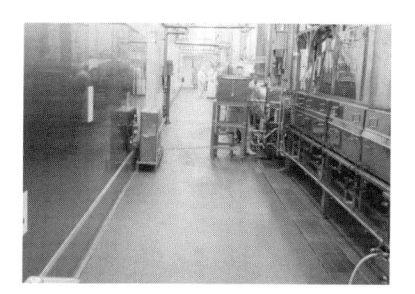

図 8.40

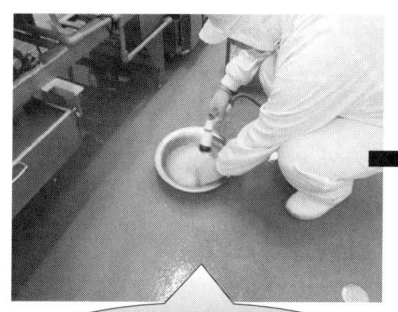

洗い作業を床面上でしている
床面が濡れて衛生上もよくない！

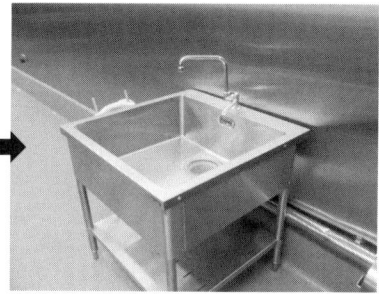

洗い台を設置

図 8.41

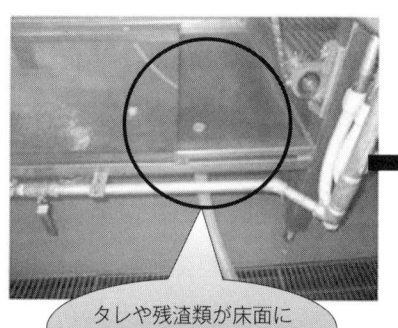

タレや残渣類が床面に
落ちないための受け皿

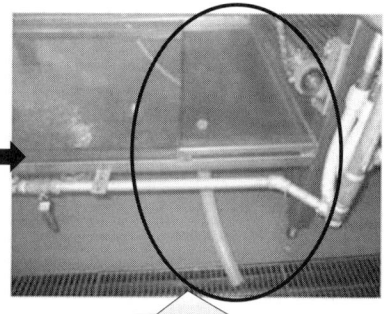

受け皿にドレインホースを取り付
け直接排水溝に流れるように改善

図 8.42

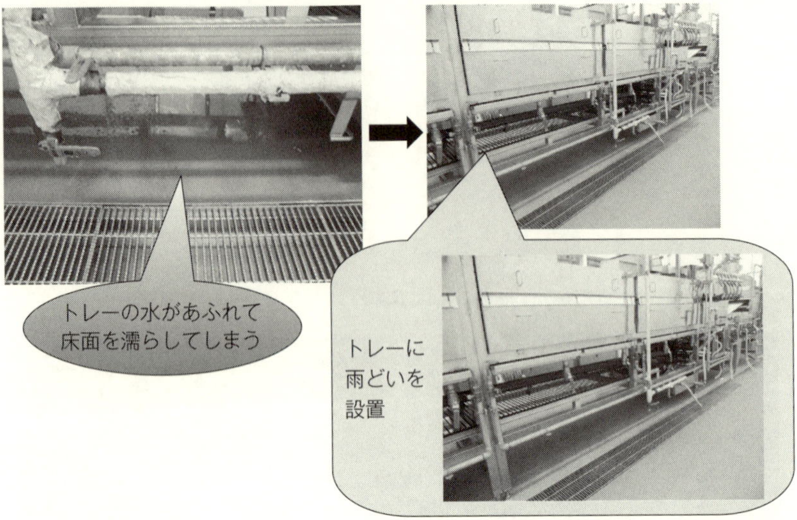

トレーの水があふれて床面を濡らしてしまう

トレーに雨どいを設置

図 8.43

水溝に流れるように改善しました（図8.42）．また，機械から流れる水を受けるトレーを設置していましたが，こちらも，一定時間が過ぎると，あふれて床に垂れ流しなっていました．そこで，雨といを利用してあふれる水を雨といで受けて，直接排水溝に流すようにしました（図8.43）．

床の"ドライ化とは水を使うなということではなくて，水を床に垂れ流しをしないことです"．

8.4 異物（毛髪）混入防止対策

日本の消費者は食品に毛髪が混入していたときには，クレームをいいます．毛髪が混入した食品を食べたとしても健康に影響を与えることはないと思われるのに"回収"をしている事例もあります．

販売しております"○○クッキーチョコ風味"の商品一点に毛髪が混入している事例がございました．万が一，同様の事例がございまし

8.4 異物（毛髪）混入防止対策

> た際には，商品のお取り替えをさせていただきます

だから，食品メーカーは製造食品に毛髪を混入させてはいけないのです．

毛髪等の異物混入防止として，生産現場に入室する前に粘着ローラをかけ，エアーシャワーを通ることが一般的に行われています．

8.4.1 粘着ローラ

各工場には粘着ローラ使用マニュアル（図 8.44）が掲示されています．この工場のマニュアルは，

① 帽子についた髪の毛やほこりを取る．特に首周りは取り逃がしが多い箇所なので念入りに行う．

② 前全体と肩，わき腹，腕の裏側についた髪の毛やほこりを取る．

③ 背中についた髪の毛やほこりを取る．複数名で居合わせた場合は互いにかけ合う．

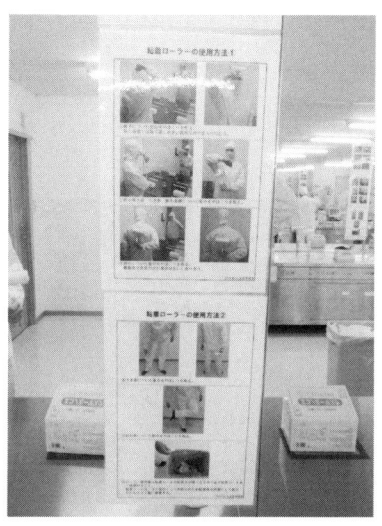

粘着ローラ使用マニュアル

図 8.44

第8章 食品衛生7S構築事例

④ 下半身についた髪の毛やほこりを取る．
⑤ 足の裏についた髪の毛やほこりを取る．
⑥ ローラ使用後は粘着シートの粘着力が弱くなるので必ず粘着シートを一枚はがすこと．粘着シートは，ゴミ袋のくっつき防止のため粘着面を内側にして折りたたんでゴミ箱に廃棄する．

となっています．

①から④までは，一般的なマニュアルだと思います．しかし，⑤と⑥はあまり見かけません．

"足の裏についた髪の毛やほこりを取る"．現場の中でスニーカーを履いて作業する場合には，足の裏（靴下）についている毛髪やほこりが飛散して，製品に入る可能性があるので，粘着ローラで除去する必要があります．しかし，スニーカーを履いて作業している工場でもこのマニュアルを見ることはあまりありません．ということは，足の裏（靴下）についている毛髪やほこりがスニーカーからはみ出して異物混入になるという認識がないと思われます．この工場は長靴で作業をします．長靴を履いていれば，毛髪やほこりが長靴からはみ出して毛髪やほこりの異物混入になる可能性は，低いはずです．が，マニュアル化されていて，少しでも毛髪やほこりの異物混入の可能性を除去しようとの未然防止が生かされています．

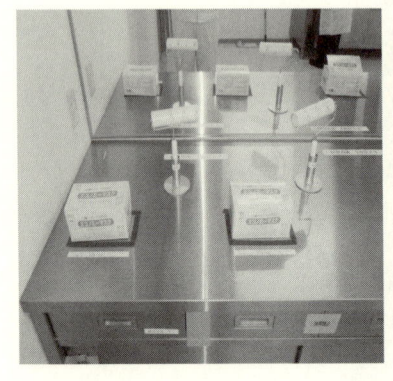

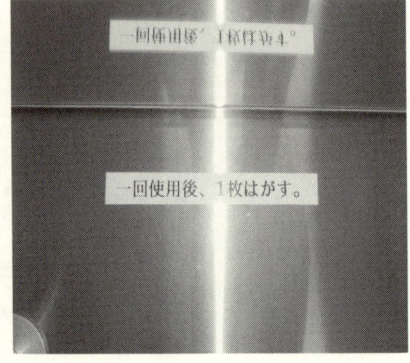

図8.45

8.4 異物（毛髪）混入防止対策

"ローラ使用後は粘着シートの粘着力が弱くなるので必ず粘着シートを一枚はがすこと"．粘着ローラの使用方法は二通りあります．一つはこの工場のように一人一枚使用する方法です（図 8.45）．この方法は，粘着ローラをした後に，シートをはがしますので，そのときにシートに毛髪やほこりがついていれば，自分のものと自覚することができます．そうすれば，制服や足の裏（靴下）に毛髪やほこりがつかないようにするにはどうしたらいいかを考える機会となります．粘着シートについた髪の毛やほこりの個人別調査票を作成（図 8.46）し記録を取れば，さらに自覚につながります．この調査票の記録を見ると，ある特定の人が出てきます．その人には，個人的な特徴（洗髪やブラッシングを毎日しない．頭をかく癖がある等）があると思われます．その個人的な特徴をとらえて，個人別に毛髪やほこりでの異物混入対策を行うことができます．

もう一つは，三回使うやり方です．一番目の人が，一番にかけてある粘着ローラでローラがけを行い，終わったら二番にかけて，二番目に人が

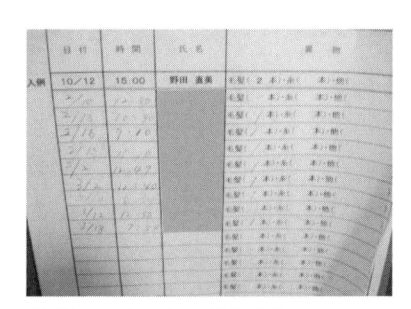

粘着シートについた髪の毛や
ほこりの個人別調査票

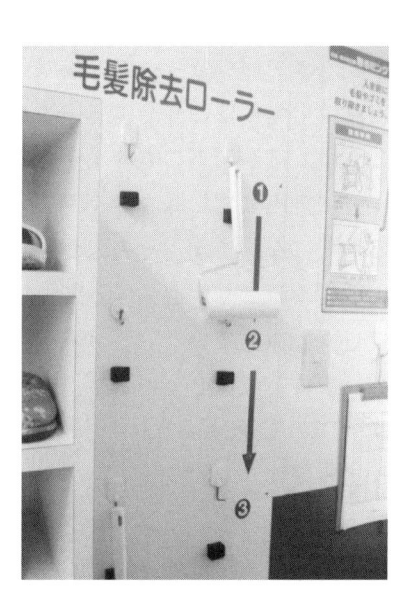

図 8.46

図 8.47

使ったら，三番にかけて，三番目の人がローラがけが終わったら，粘着シートをはがして一番にかけておくというやり方です（図8.47）．このマニュアルだと，粘着シートについた毛髪やほこりが自分のものであるかどうかの自覚につながりません．粘着シートは一人一枚が，毛髪やほこりの異物混入防止には，最も効果があります．

"粘着シートは，ゴミ袋のくっつき防止のため粘着面を内側にして折りたたんでゴミ箱に廃棄する"．手洗いマニュアルで手ふきのペーパーを，ふき終わったあと，小さく丸めてゴミ箱に処分するところはたくさんあります．しかし，ここまでの粘着ローラ使用マニュアルはまずありません．粘着シートがゴミ箱の袋についていれば，清掃に時間がかかります．このマニュアルであれば，ゴミ箱の清掃が楽に行えます．ゴミ箱の清掃時間が短縮できてムダがなくなりコストダウンになります．

8.4.2 エアーシャワー

エアーシャワーの設置が今，取引先の取引条件に入っているところがあります．エアーシャワーの効果はどうなのでしょうか．エアーシャワーの仕組みは毛髪やほこりをエアーで飛ばしているだけです．飛ばした毛髪やほこりは，確かに下の方で集塵するようにはなっていますが，くっつくだけで外に排出してくれません．いずれはどこかに落下し，だれかに付着をすることになります．その人が製造現場にはいれば作業中に落下して，製品に毛髪やほこりが混入することになります．

でも，設置していなければ取引に影響するとすれば，設置しておく必要があります．設置していれば，使用マニュアルを作成して守ることが必要です．この工場はエアーシャワーに入ったら3回廻ってお辞儀をするマニュアルです．

せっかくつけているエアーシャワーですから，活用しなければいけません．エアーシャワーの壁に粘着シートを張り，そこに付着をした毛髪等の本数の記録をとります（図8.48）．粘着シートに付着をしていれば，いかに，

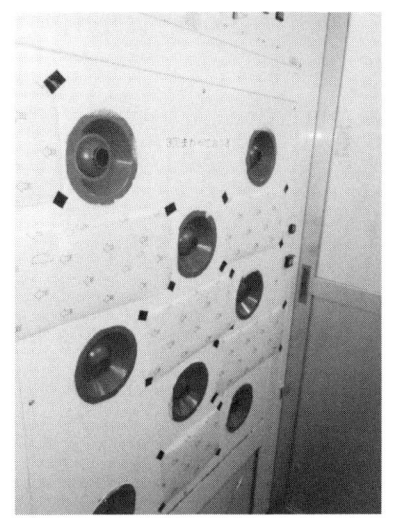

エアーシャワーに貼ってある　　粘着シートに付着した毛髪
粘着シート

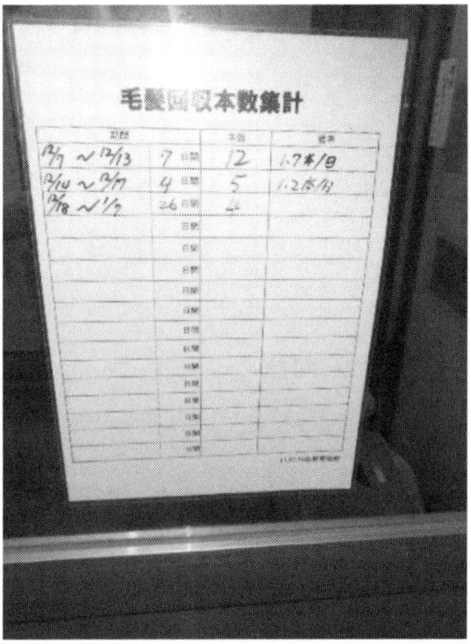

図 8.48

粘着ローラをしっかりかけていないかがわかります．そういう使い方をすれば，エアーシャワーも利用価値があるのではないでしょうか．

8.5　異物（昆虫）混入防止対策

　今の日本は食品に虫の混入やその可能性がある場合には下記のように，製品の回収を行うことが一般的になってきました．

> 漬物"はな壬生菜"2商品から同じ異物（カメムシ類の一部）が発見されたため，回収する．健康への影響はない．

> "黒糖そら豆"の一部商品にメイガの幼虫が混入している可能性があることから，回収する．健康被害の可能性は低いと思われる．

両事例とも"健康への影響はない"と言っているので，回収の必要はないと思います．

しかし，今の日本では"健康に影響がない"といえども回収しなければ企業倫理が問われます．ですから，防虫対策をしっかり行わなければなりません．

8.5.1 防虫対策

防虫業者の一般的な防虫対策は，まず虫の種類の同定からはじまります．チョウバエはこのような虫で，チャタテ虫はこのような虫でと，防虫業者は"どうだ，よく知っているだろう"と力説します．食品メーカーの従業員にしてみれば虫の種類はさほど重要なことではなく，虫がどこから入ってくるのか，内部発生であればどこからどんな状況で発生するのかを知りたいわけです．とにかく虫が製品に混入したら大変なことです．ですから，工場の中に虫がいない状況を作りたいのです．

図 8.49 は外部から虫が入ってくる典型的な場所で，外との扉に隙き間があいていました．粘着テープ等でふさぐことで対処しました．

図 8.50 から 8.52 は清掃・洗浄・殺菌不足で汚れがたまり，そこで虫が発生している可能性がある場所です．清掃・洗浄・殺菌マニュアルを作成して実施することで虫の発生が抑えられます．

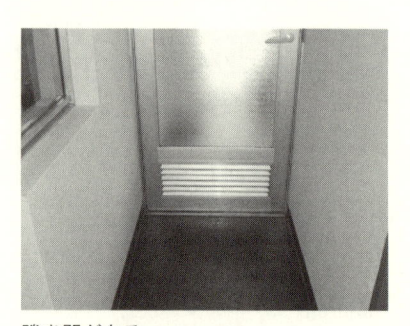

隙き間がある

図 8.49

8.5 異物（昆虫）混入防止対策

　表 8.2 から表 8.8 はある企業でトラップにつかまった昆虫の状況を示した表です．食品衛生 7S 委員会にいっしょに参加して防虫業者とコラボレーションを行い，防虫活動の成果で昆虫付着に増減がありますが，相対的には右肩下がりになっています．

　防虫対策は防虫業者にお任せのところがたくさんあります．業者がトラップについている虫の状況調査の報告書をもってきて，品質管理担当者に報告しても，その報告書が品質管理担当者の机の上に置きっぱなしとなっていて，現場に伝わることがありません．防虫対策は防虫業者のアドバイスを受けて，自ら発生要因を探し，対策を立てなければ虫混入のクレームはゼロにできません．

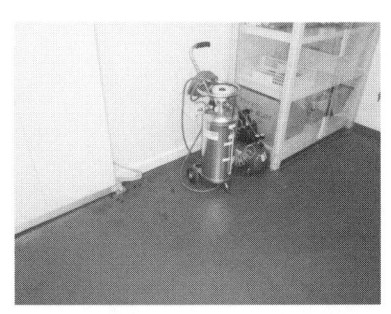

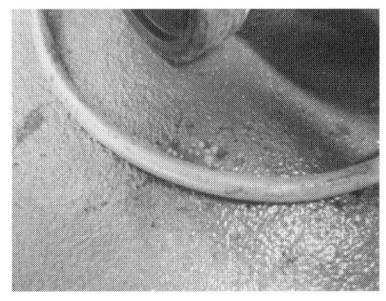

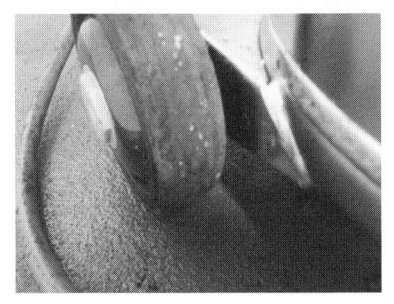

汚れてカビが発生

図 8.50

106　第 8 章　食品衛生 7S 構築事例

汚れがある

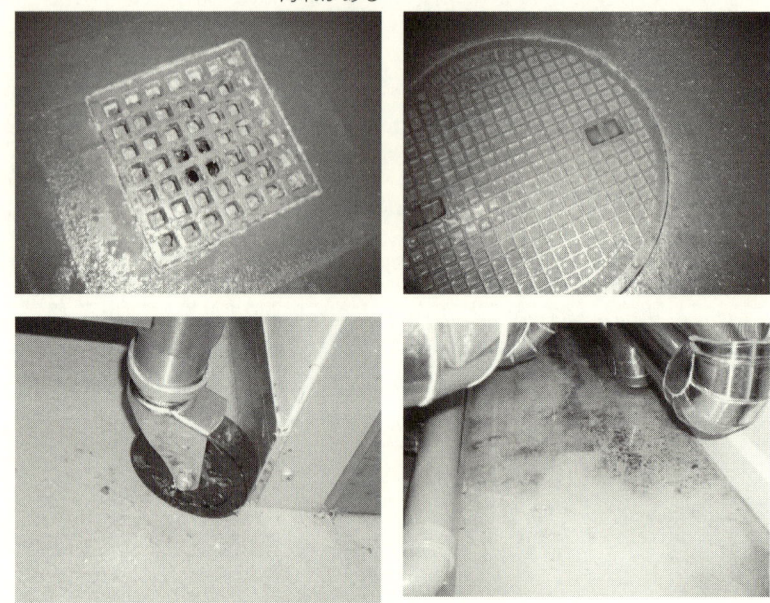

図 8.51

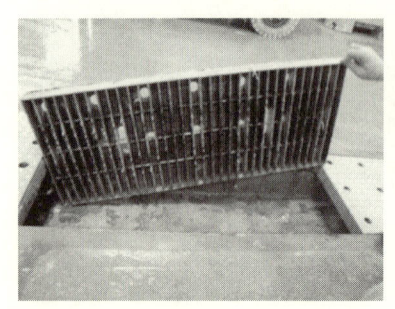

グレーティングの汚れ

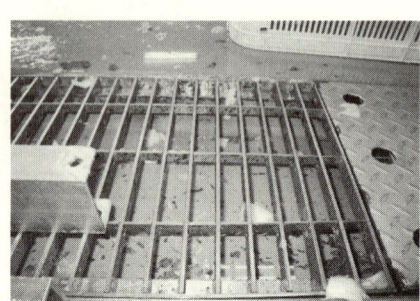

図 8.52

8.5 異物（昆虫）混入防止対策

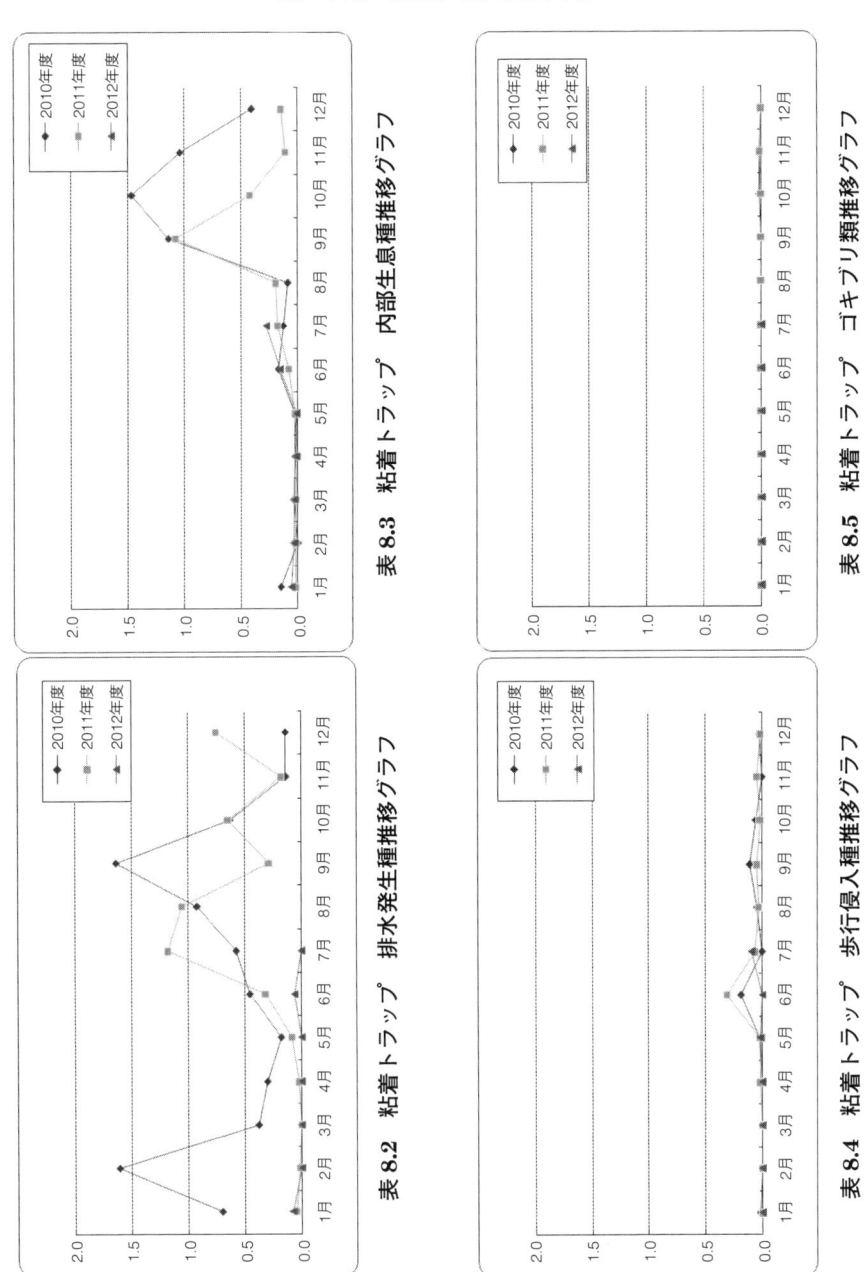

表 8.2 粘着トラップ 排水発生種推移グラフ

表 8.3 粘着トラップ 内部生息種推移グラフ

表 8.4 粘着トラップ 歩行侵入種推移グラフ

表 8.5 粘着トラップ ゴキブリ類推移グラフ

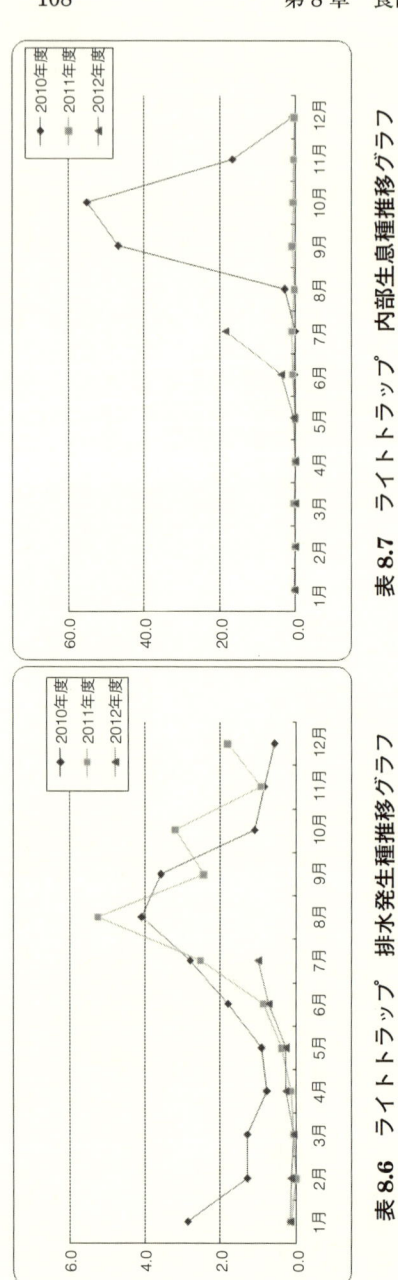

第 8 章　食品衛生 7S 構築事例

表 8.6　ライトトラップ　排水発生種推移グラフ

表 8.7　ライトトラップ　内部生息種推移グラフ

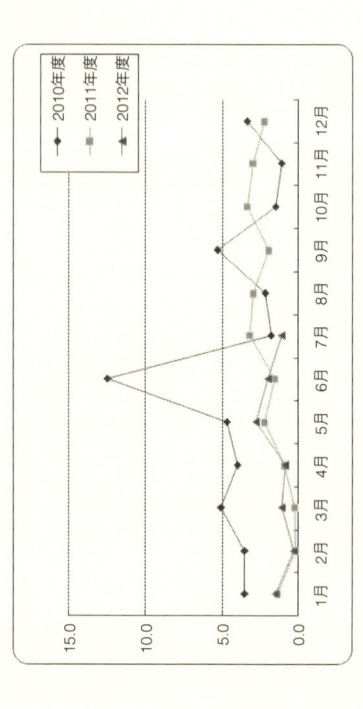

表 8.8　ライトトラップ　飛来侵入種推移グラフ

8.6　躾

　食品衛生 7S（整理・整頓・清掃・洗浄・殺菌・躾・清潔）の維持・発展の要（かなめ）は躾です．躾とは"整理・整頓・清掃・洗浄・殺菌"のマニュアルやルールを守ることです．

　躾を"習慣づけ"と言い換えているところもありますが，そんな生やさしいものではありません．決めたことを守るのが躾です．決めたことをまもる躾が徹底されないと加熱の温度や時間を守らずに品質が不良なものが生産されて異味・異臭のクレームが多発します．最悪の場合は食中毒を起こしてしまうことさえあり得ます．また，金属探知機で探知した製品の取り扱いマニュアルを守らなかったために，金属の入った製品が市場に出て，それを食べた消費者がケガをすることもあり得ます．

　そうなった場合には，その企業の信用がなくなり，業績が悪化して倒産してしまう事例が発生しています．

8.6.1　ルール違反の事例

　図 8.53 の棚の扉にはなかに何が入っているか，ひと目でわかるように表示してあります．ところが，開けてみると，表示されているものもある

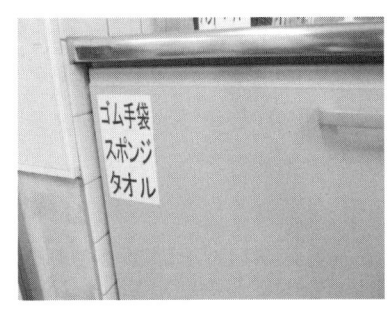

| 扉のついた棚は中に入っているものの表示を扉にする | ところが開けてみてみると表示のものもあるが，その他のものもある |

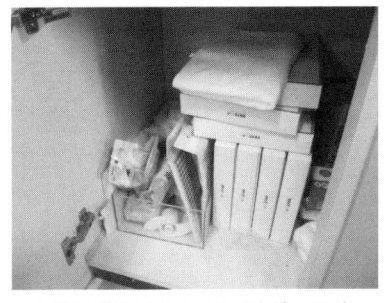

図 8.53

が，表示されていないものも入っています．必要なものであれば入れることはかまいませんが，その場合には扉に必ず何が入っているかの表示をする必要があります．そうしなければ捜すムダが生じます．この棚に扉は必要なのでしょうか．関係者以外に見られてはいけないものが入っていれば扉が必要ですし，場合によっては，施錠をすることも必要でしょう．しかし，図のようなゴム手袋，スポンジ，タオル等を入れるのであれば，扉がない方が取りやすいし，管理もしやすいですから，扉ははずした方がよいと思います．

　図8.54のレターケースの引き出し部分には，何も表示されていませんが，ものが入っています．この場合のルールはケースには何も入っていないということです．入れておくのに必要なものがあれば引き出し部分に表示をする必要があります．また，ケースの上にも電卓やテープ等がおいてあります．ケースの上にものを置いてもよいというルールであれば，そこに表示をしておきます．しかし，ケースの中に入れて引き出し部分に表示した方が管理しやすければそのようなルールにします．

　図8.55は冷蔵庫や冷凍庫の温度チェック記録表ですが，未記入の日や時間があります．決まった時間に記入していないのは，記入漏れでルール違反だとわかります．しかし，まったく記入していない日は，これでは未記入の日が休日で書かなかったのか，記入漏れなのかわかりません．もし，休業日であれば斜線を引いておかなければなりません．

　図8.56．小分けした原料ですが，全く表示がありません．原料名や小分けした日，その日からの使用期限（賞味期限）等を書いたシールを貼っておく必要があります．いつもの担当者が作業を行っていれば，今までの経験でミスが防げるかもしれません．しかし，他の作業者が扱った場合には，原材料の誤使用で，例えば使用期限（賞味期限）を過ぎたものを使用したりして，最悪回収ということも起こりえます．

　図8.57．これも表示がありません．何という原料なのか使用期限（賞味期限）はいつまでなのかわかりません．これも使用ミスがおこれば回収

8.6 躾　　111

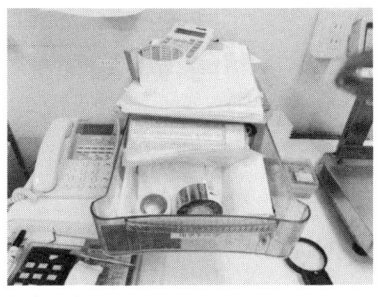

レターケース
図 8.54

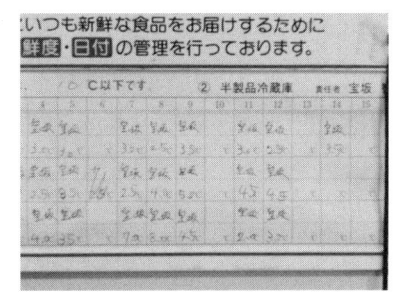

毎日チェックの冷蔵庫温度管理表
図 8.55

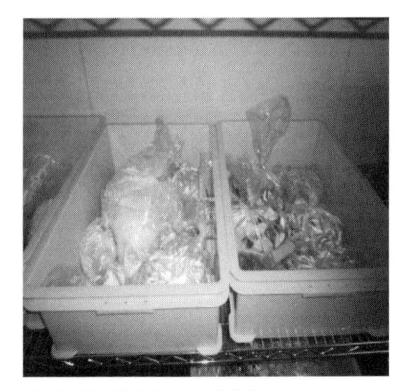

食材に無表示のものがある．
図 8.56

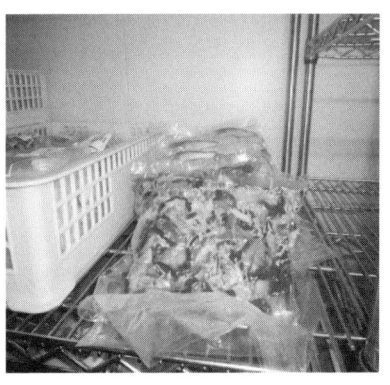

開封日や使用期限日の表示がいる
図 8.57

があり得ます．

　図 8.58．よい事例です．原料や半製品にはこういうシールを作成して添付しなければなりません．しかし，よく見ると記入漏れがあります．惜しいですね．品名は書いてありますが，その下の"製造・解凍・納入・開封"欄に該当するものに丸印がしてありません．また，その作業を行った月・日は書いてありますが年が書いてありません．その下の使用期限も"2000"と書いてありますが，何時までか，わかりません．これも，もし使用期限を過ぎて使用した場合は回収しなければならないことになります．

図 8.59. 開放厳禁の表示があるにもかかわらず，閉まっていないことがよくあります．開いていても何も支障がおきなければ開放厳禁をやめたほうが，いちいちものを運ぶときや通過するときに開け閉めしなくて行動がスムーズです．でも，常時開放していたら，何か弊害が起こるのであれば開放は厳禁です．

図 8.60. 指定された線から台車がはみ出しています．これくらいいいではないかと思う人もいるかもしれません．しかし，ルールは線からはみ出さずに置くことです．

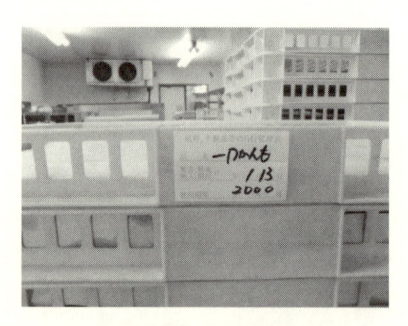

図 8.58

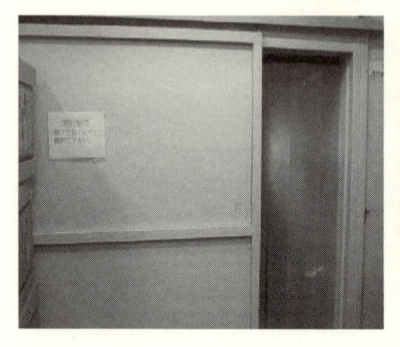

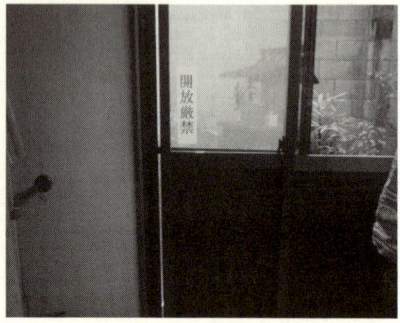

図 8.59

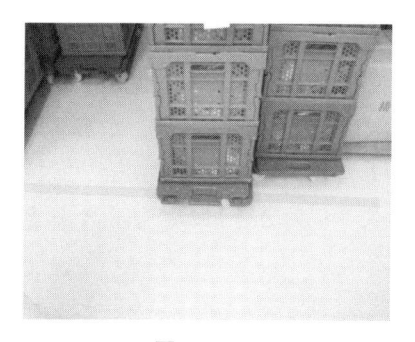

図 8.60

8.6.2 躾の三原則

躾の三原則とは，

① 知っていてルールを守らない場合は，厳しく叱ることです．たとえば，工場入室時に手を洗わない人がいたとします．そのときに"こら！ 手を洗え"だけではダメなのです．

"なぜ手を洗わなければならないのか．手を洗わなくて仕掛品や製品にさわったらどうなるのか"を教えることが叱ることです．

あるメーカーは決めたことを守るために，次のようにしています．

躾に関しては頭ごなしに"やれ！"というのではなく，"ルールを忘れないように"や"なぜルールを守らないといけないのか"などを重視して教育しました．特に，定着するまでは手順やルールを定期的に朝礼で確認し，わからない者へはリーダーが理解するまで説明しました．また，手順やルールは目立つようにカラー印刷したものを，適切な場所に掲示しました．そうすることで，手順やルールを忘れたとしても，いつでも手順やルールを確認することできるようになりました．その効果もあり，今ではだれもがルールを守ることができるようになりました．（製菓）[6]

② 知っているが守れないか守りにくいルールは見直し，改訂をすることです．その場合は現場でかってに変えることはできません．現場で話し合ってルールを変更し，しかるべき部署や担当者の承認を得てから実行しなければなりません．
③ 新人が入って聞いたときには，納得するまで教えることです．

8.7 最後に

食品事故が起こる要因は，食品衛生 7S（整理・整頓・清掃・洗浄・殺菌・躾・清潔）ができていないからと思われます．

汚れた職場は，この程度でいいという，いい加減な気持ちになり，無意識のうちに仕事に集中しない可能性があるのです．食品衛生 7S は安全な食品を製造する土台です．食品衛生 7S の効果は，なによりも従業員の意識変化が起こります．食品衛生 7S の構築・維持・発展をしていること自体が従業員教育，人づくりです．そのことによって決めたことを守り，また，改善することによって，

① 安全で品質のよいものが製造される．
② 異物混入やいつもと味が違う等のクレームが激減する．
③ ムリ・ムダ・ムラがなくなり生産性が向上し経費等のコストダウンになる．
④ 結果として取引先の信頼がまして，取引が拡大する．また，新規取引先が増える等売り上げや利益がふえる．

安全な食品を製造する土台である食品衛生 7S を構築したら，工程管理表（プロセス管理）を作成して実行することです．そして，決めたとおり製造したかどうか記録を残すことです．一歩進めて HACCP・ISO 22000 等を構築して実践することもいいでしょう．

安全な食品を製造する最も重要なことはトップの率先垂範です．トップが率先して，改善をしていかなければ，全社挙げての改善にはなりません．

引 用 文 献

1) 米虫節夫編 (2009)：現場がみるみる良くなる食品衛生 7S 活用事例集, p.62, p.69, 日科技連出版社
2) GFSI (2007)：GFSI ガイダンス文書　第5版
3) 米虫節夫・角野久史編 (2010)：現場がみるみる良くなる食品衛生 7S 活用事例集 2, p.61, 日科技連出版社
4) 角野久史・米虫節夫編 (2012)：現場がみるみる良くなる食品衛生 7S 活用事例集 4, p.56, 日科技連出版社
5) 引用文献 3), p.84
6) 角野久史・米虫節夫編 (2011)：現場がみるみる良くなる食品衛生 7S 活用事例集 3, pp.58-59, 日科技連出版社

参 考 文 献

1) 米虫節夫編著 (2006)：ISO 22000 のための食品衛生 7S 実践講座　第1巻　食の安全を究める食品衛生 7S（導入編），日科技連出版社
2) 米虫節夫編 (2009)：現場がみるみる良くなる食品衛生 7S 活用事例集，日科技連出版社
3) ISO/TS 22002-1:2009　食品安全のための前提条件プログラム—第1部：食品製造
4) ISO 22000:2005　食品安全マネジメントシステム—フードチェーンのあらゆる組織に対する要求事項
5) GFSI（日本ローカルワーキンググループ）ホームページ：http://www.tcgfjp.org/foodsafety/japan_lwg.html
6) FFSC（Foundation for Food Safety Certification）ホームページ：http://www.fssc22000.com/
7) BSI ジャパンホームページ：http://www.bsigroup.jp/
8) 農林水産省ホームページ：http://www.maff.go.jp/
9) 角野久史 (2012)：食品衛生 7S のコンサルティング日誌，月間 HACCP, Vol.18, No.1～No.12
10) 米虫節夫・角野久史編 (2010)：現場がみるみる良くなる食品衛生 7S 活用事例集 2, 日科技連出版社
11) 角野久史・米虫節夫編 (2011)：現場がみるみる良くなる食品衛生 7S 活用事例集 3, 日科技連出版社
12) 角野久史・米虫節夫編 (2012)：現場がみるみる良くなる食品衛生 7S 活用事例集 4, 日科技連出版社
13) 東洋産業株式会社（資料提供）

図 1.3)　米虫節夫編（2009）：現場がみるみる良くなる食品衛生 7S 活用事例集，p.6，日科技連出版社
図 2.13)　山口廣太（2000）：最新マクドナルドパート・アルバイト・マネージャー超短期育成ノウハウ，経林出版
図 4.3)　米虫節夫編著（2006）：ISO 22000 のための食品衛生 7S 実践講座　第 1 巻　食の安全を究める食品衛生 7S（導入編）
図 5.4)　JIS Q 9001:2008　品質マネジメントシステム―要求事項
図 7.2)　米虫節夫編（2009）：現場がみるみる良くなる食品衛生 7S 活用事例集，p.6，日科技連出版社
図 7.4)　コーデックス食品規格委員会著，田中信正翻訳監修，月刊 HACCP 編集部訳編（2005）：食品衛生基本テキスト　食品安全の国際規格　FAO/WHO 合同食品スタンダードプログラム　対訳本，鶏卵肉情報センター
図 7.5)　JIS Q 9001:2008　品質マネジメントシステム―要求事項
第 4 章　事例 1)　角野久史・米虫節夫編（2012）：現場がみるみる良くなる食品衛生 7S 活用事例集 4，日科技連出版社
第 4 章　事例 2)　米虫節夫編（2009）：現場がみるみる良くなる食品衛生 7S 活用事例集，日科技連出版社

索　引

【アルファベット】

ATP 測定器　78
ATP 法　23
BSI（英国規格協会）　57
CCP　68
FAO　68
FFSC　58
FSSC 22000　58
GFSI　59
HACCP　49, 68
HACCP システム　29
Hazard　68
ISO（国際標準化機構）　58
ISO 9001　69
ISO 22000　29, 51
ISO/TS 22002-1　57
PAS 220　57
PDCA サイクル　34
PRP　53
RLU 値　78
SSOP　23
TCGF　59
WHO　68

【あ　行】

アルコール殺菌　25
アルコールスプレー　25
異物混入　45, 98
エアーシャワー　102
衛生的手洗い　85
嘔吐　83

【か　行】

改善　36
開放厳禁　112
簡易測定方法　22
管理責任者　19
管理担当者　19
キックオフ宣言　41
キックオフ大会　34
業務改善活動　35
許容水準　23
金属探知機　109
計画　34
下痢　83
工業 5S　12
工程管理表　114
5S　11
コーデックス委員会　51
個人別調査票　101
5W1H　37

【さ　行】

殺菌　13, 23
殺菌方法　23
躾　26
　――にある三原則　44
　――の三原則　113
実施　35
事務局　33
習慣づけ　109
使用期限　110
消費期限　72
賞味期限　74, 110
食中毒　83
食の安全・安心　44
食品安全認証財団　58
食品安全ネットワーク　13
食品衛生 7S　13

────委員会　32
────導入宣言　29
食品衛生法　51
食品標準規格プログラム　68
清潔　28
清掃　20
整頓　18
整理　17
全員参加　43
洗浄　13, 22
前提条件プログラム　42, 53

【た　行】

垂れ流し　95
呈色法　23
トップの率先垂範　114
ドライ化　90, 92

【な　行】

日本適合性認定協会（JAB）　58
粘着ローラ　99
ノロウイルス　83

【は　行】

パトロール　36
微生物汚染　24
評価　36
プロセス管理　114
ペストコントロール　42
防虫対策　104

【ま　行】

見える化　71
虫の混入　103
ムダ　40
ムラ　40
ムリ　40
毛髪混入　98

【ら　行】

リーダー　27
────シップ　43
レターケース　110
ローラがけ　101

【著者略歴】

米虫　節夫（こめむし　さだを）
［現在］　大阪市立大学大学院工学研究科 客員教授，食品安全ネットワーク 会長
［経歴］　大阪大学大学院発酵工学専攻博士課程中途退学
　　　　　大阪大学薬学部，近畿大学農学部講師，教授をへて定年退職
　　　　　一般財団法人日本規格協会 品質管理と標準化セミナーなどの講師担当
　　　　　一般財団法人日本科学技術連盟 デミング賞委員会元委員
　　　　　日本防菌防黴学会 評議員，理事，常任理事，副会長，会長，顧問など歴任
　　　　　一般社団法人日本品質管理学会 評議員，関西支部 幹事，同 幹事長 などを歴任
　　　　　PCO 微生物制御システム研究会 設立・会長
　　　　　日経品質管理文献賞受賞（1977 年，2000 年，2006 年）
［主な著者］
　　　細谷克也監修，米虫節夫編著，角野久史，冨島邦雄著（1999〜2000）：HACCP 実践講座全 3 巻，日科技連出版社
　　　米虫節夫監修，米虫節夫・角野久史・冨島邦雄編著（2006）：ISO 22000 のための食品衛生 7S 実践講座　食の安全を究める食品衛生 7S　全 3 巻，日科技連出版社
　　　米虫節夫監修（2007）：ISO 22000 食品安全マネジメントシステム認証取得事例集Ⅰ，Ⅱ，日本規格協会
　　　米虫節夫・加藤光夫・冨島邦雄監修，月刊食品工場長 編集部編（2012）：現場で役立つ食品工場ハンドブック　改訂版，日本食糧新聞社
　　　米虫節夫・金秀哲・衣川いずみ著（2012）：やさしい ISO 22000 食品安全マネジメントシステム入門 新装版，日本規格協会

角野　久史（すみの　ひさし）
［現在］　株式会社角野品質管理研究所 代表取締役
　　　　　消費生活アドバイザー，きょうと信頼食品登録制度審査委員，京ブランド食品認定ワーキング・品質保証委員会委員長，社団法人日本惣菜協会惣菜製造管理認定事業審査員，食品安全ネットワーク副会長
［経歴］　1970 年京都生協入協，支部長，店長，ブロック長を経て 1990 年に組合員室（お客様相談室）に配属され以来クレーム対応，品質管理業務に従事
　　　　　2000 年 10 月　（京都生協グループ）株式会社コープ品質管理研究所設立
　　　　　2008 年 3 月　京都生活協同組合定年退職
　　　　　2008 年 3 月　株式会社角野品質管理研究所業務開始
［主な著者］
　　　細谷克也監修，米虫節夫編著，角野久史，冨島邦雄著（1999〜2000）：HACCP 実践講座（全 3 巻），日科技連出版社
　　　米虫節夫監修，米虫節夫・角野久史・冨島邦雄編著（2007）：ISO 22000 のための食品衛生 7S 実践講座　食の安全を究める食品衛生 7S　全 3 巻，日科技連出版社
　　　米虫節夫監修（共著）（2007）：ISO 22000 食品安全マネジメントシステム認証取得事例集Ⅰ，日本規格協会

やさしい食品衛生 7S 入門　新装版

定価：本体 1,200 円（税別）

2013 年 2 月 8 日　第 1 版第 1 刷発行
2018 年 5 月 11 日　　　　第 5 刷発行

監　　修　米虫　節夫
発 行 者　揖斐　敏夫
発 行 所　一般財団法人 日本規格協会
　　　　　〒 108-0073　東京都港区三田 3 丁目 13-12　三田 MT ビル
　　　　　　　　　　　http://www.jsa.or.jp/
　　　　　　　　　　　振替　00160-2-195146
印 刷 所　日本ハイコム株式会社

© Sadao Komemushi, et al., 2013　　　　　　　Printed in Japan
ISBN978-4-542-50269-7

　　　●当会発行図書，海外規格のお求めは，下記をご利用ください．
　　　　販売サービスチーム：(03) 4231-8550
　　　　書店販売：(03) 4231-8553　注文 FAX：(03) 4231-8665
　　　　JSA Webdesk：https://webdesk.jsa.or.jp/